El psoas, músculo vital

- Estabilizador de la columna lumbar y de la cadera
- Conector de la extremidad inferior
- El psoas y pilates
- El psoas y la medicina energética

Jo Ann Staugaard-Jones

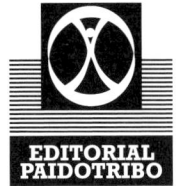

EDITORIAL PAIDOTRIBO

España

Editorial Paidotribo
Les Guixeres
C/ de la Energía,19-21
08915 Badalona
Tel.:   00 34 93 323 33 11
Fax: 00 34 93 453 50 33
www.paidotribo.com
paidotribo@paidotribo.com

Argentina

Editorial Paidotribo Argentina
Adolfo Alsina, 1537
C1088 AAM Buenos Aires
Tel.:   00 54 11 4383 64 54
Fax: 00 54 11 4383 64 54
www.paidotribo.com.ar
paidotribo.argentina@paidotribo.com

México

Editorial Paidotribo México
Lago Viedma, 81
Col. Argentina
11270 Delegación Miguel Hidalgo
México D.F.
Tel.:   00 52 55 55 23 96 70
Fax: 00 52 55 55 23 96 70
www.paidotribo.com.mx
paidotribo.mexico@paidotribo.com

Publicado según acuerdo con Lotus Publishing una división de North Atlantic Books

Título original: *The Vital Psoas Muscle*

Traducción: Beatriz Villena

Diseño cubierta: David Carretero

© 2014, Jo Ann Staugaard-Jones

Editorial Paidotribo
Les Guixeres
C/ de la Energía, 19-21
08915 Badalona (España)
Tel.: 93 323 33 11 – Fax: 93 453 50 33
http://www.paidotribo.com
E-mail: paidotribo@paidotribo.com

Primera edición:
ISBN: 978-84-9910-505-5
BIC: MFC; MFG; VXHT1

Fotocomposición: Editor Service, S.L.
Diagonal, 299 – 08013 Barcelona

Impreso en España por Sagrafic, S.L.

está abusando de él. Una vez liberado, puede funcionar con eficacia en el cumplimiento de las importantes funciones que se describen en este libro. Me encantan las palabras utilizadas por Liz Koch, una gran experta en el psoas: "sustancioso, receptivo y flexible". Si se siguen, estas palabras pueden llevarnos a un psoas saludable que afecta a muchos aspectos importantes del cuerpo.

Jo Ann Staugaard-Jones
movetolive.joannjones@gmail.com

Parte 1:
Preludio anatómico

En este apartado intentaremos descifrar un músculo importante, aunque ya sabemos que ningún músculo funciona solo. La zona del núcleo está compuesta por un grupo de músculos que rodean la columna para mantenerla equilibrada. El psoas mayor es uno de estos músculos, y ayudado por el recto del abdomen, los oblicuos, el transverso del abdomen, el dorsal ancho, el erector de la columna, el cuadrado lumbar y los músculos posteriores profundos permite estabilizar la parte inferior de la columna. En la articulación iliofemoral, forma parte del grupo muscular psoasilíaco, que trabaja con el recto femoral, el sartorio, el pectíneo y el tensor de la fascia lata para flexionar la cadera. Con todos estos músculos ayudando, el psoas mayor puede liberarse para cumplir su función más importante: la conexión integral.

En estos tiempos de movilidad básica, es importante recordar que todos los músculos centrales deben estar en armonía y que ninguno debe destacar. Muchos instructores de fitness confían en la expresión "meter ombligo" para que se active principalmente el transverso del abdomen profundo. Hay que tener en cuenta que sólo se trata de una imagen y no debe utilizarse en exceso para ahuecar los abdominales o poner plana la espalda. La mejor alineación en movimiento es la columna neutra, en la que las curvas vertebrales naturales se compensan y permiten que los músculos hagan su trabajo con flexibilidad.

Teniendo esto presente, la parte anatómica del libro puede empezar.

1

Anatomía y biomecánica del área psoas

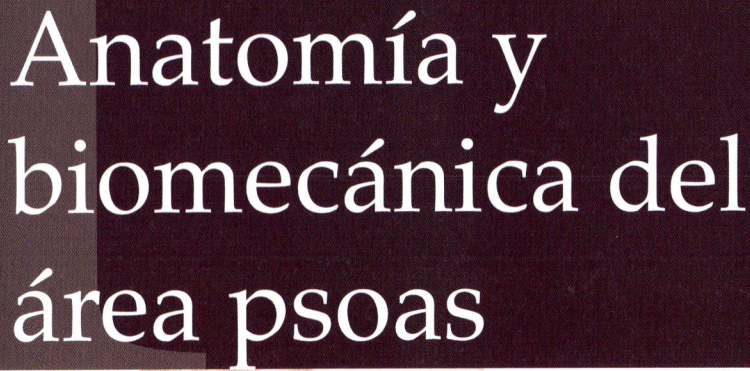

El grupo muscular psoasilíaco: ubicación y acciones

Entre la articulación de la cadera anterior y la parte inferior de la columna se encuentra el músculo psoas mayor. A veces conocido como el "poderoso psoas", *es el músculo esquelético más importante del cuerpo humano,* ya que se trata del único músculo que conecta la extremidad superior a la extremidad inferior (la columna a las piernas). Esto lo convierte en un músculo postural muy significativo, y en el agonista y estabilizador de dos articulaciones diferentes: la articulación iliofemoral y la columna lumbar. El músculo también se encuentra cerca del centro de gravedad del cuerpo, por lo que su función es regular el equilibrio, e influir en la inervación, así como en las energías sutiles.

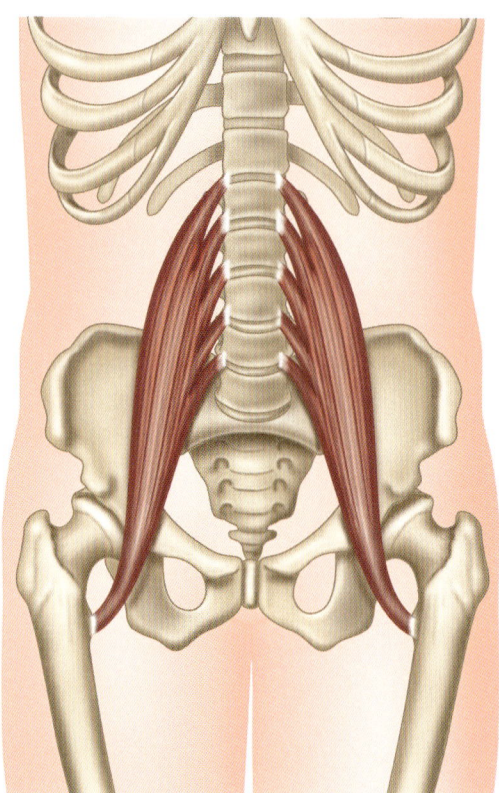

Figura 1.1: Psoas mayor.

El **psoas** comprende un músculo **mayor** y otro **menor**, principalmente sinérgicos en la columna lumbar. La diferencia está en sus fijaciones distales: el mayor es el que conecta el fémur a la columna (extremidades inferiores a superiores); el menor conecta la pelvis a la columna. Algunos dicen que el menor acabará desapareciendo, ya que sólo era importante cuando los humanos andábamos a cuatro patas, por lo que ya no es necesario. Es un agonista muy débil. De hecho, algunas personas sólo lo tienen en un lado o no lo tienen en absoluto. Cuando se utiliza únicamente la palabra *psoas*, por regla general se refiere al psoas mayor o a una combinación del mayor y el menor como grupo muscular.

Ambos psoas forman parte de un grupo muscular más amplio llamado **psoasilíaco**, que también incluye al gran **ilíaco**. Este grupo, que se contrae simultáneamente, flexiona la cadera. Es el flexor más profundo de la cadera y, posiblemente, el más fuerte de los grupos musculares. El ilíaco está fijado del fémur al hueso ilíaco de la pelvis, mientras que el psoas mayor está fijado distalmente al fémur y proximalmente (la parte más cercana al centro del cuerpo), pasando la pelvis, a las apófisis transversas de la primera a la quinta vértebras lumbares y, algunas veces, de la duodécima vértebra torácica. La mayoría de las fuentes afirman que esto permite, al menos a parte del psoas, flexionar la columna lumbar, aunque está sujeto a debate. Si el fémur está fijo, el ilíaco actúa en la pelvis, mientras que el psoas puede actuar sobre la columna lumbar. Puede utilizar, incluso, sus fibras lumbares para extender la columna. Esta contradicción se explica más detalladamente un poco más adelante en este libro.

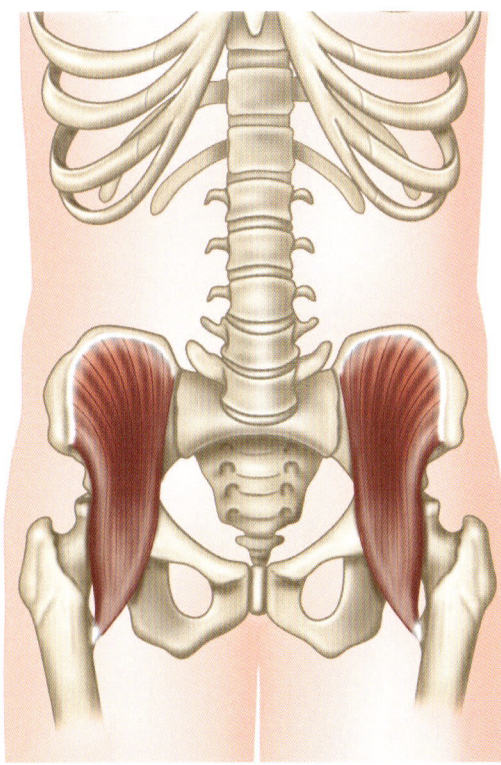

Figura 1.2: Ilíaco.

El ilíaco también puede ayudar a inclinar la pelvis hacia delante, junto con otros flexores de la cadera como el recto femoral. Esta inclinación hacia delante tiene tendencia a marcar aún más la *lordosis* lumbar (acción de curvar la columna), por lo que el psoas debe ser fuerte, pero lo suficientemente flexible como para ayudar a la estabilización del área en caso de lordosis demasiado avanzada o *lomo curvado*, una de las afecciones más comunes como resultado de una mala postura. Los abdominales también pueden ayudar a contrarrestar esto (especialmente el recto del abdomen), así como los extensores vertebrales. El psoas se convierte en su propio antagonista en la estabilización entre la flexión y la extensión de la columna lumbar.

> *Centrar la pelvis con otros músculos que no sean el psoas mayor y mantener una curva vertebral neutra (natural) son claves para permitir que el psoas cumpla su principal función sin fatigarse.*

Existen investigaciones que sugieren que los músculos psoas, al formar un grupo de músculos en torno a la columna lumbar con los músculos **transverso-espinosos** inferiores, también pueden intervenir en la erección de la parte inferior de la columna, mientras que otras fibras pueden flexionar el área. Sea como sea, como músculo central, el psoas es una fuerza con la alineación corporal adecuada. También es de vital importancia en la transferencia de peso entre tronco, y piernas y pies durante el movimiento (e, incluso, al permanecer de pie), ya que ayuda a colocar la columna, la pelvis y el fémur en relación de unos con otros.

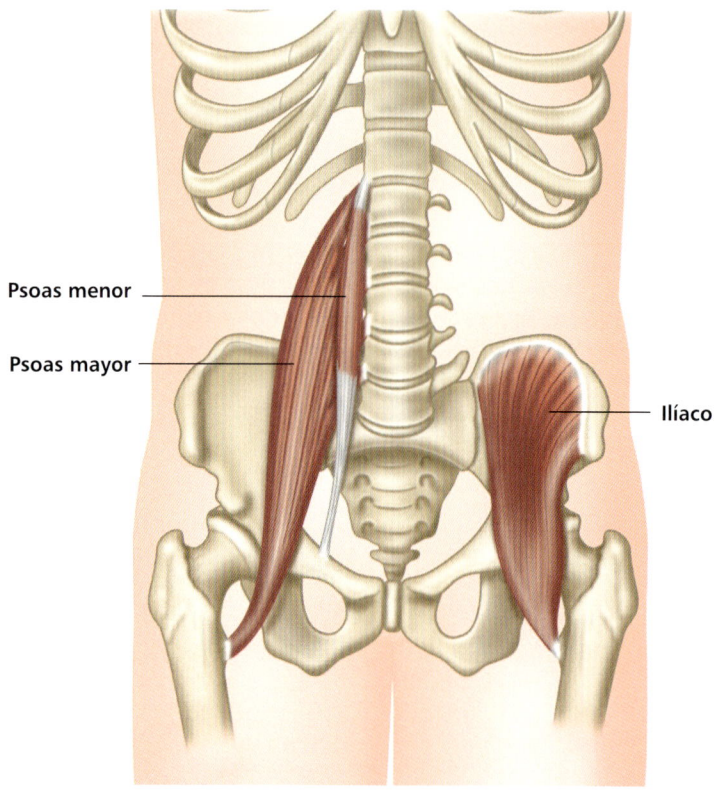

Psoas menor

Psoas mayor

Ilíaco

Figura 1.3: el grupo muscular psoasilíaco. Imagine la estructura muscular a ambos lados del cuerpo para hacerse una idea de la extensión total del grupo.

El grupo profundo pero poderoso del psoasilíaco está compuesto por tres músculos que, al trabajar juntos, pueden mover el muslo anteriormente (flexión de la cadera) junto con otros músculos anteriores de la cadera. Cuando la pelvis permanece fija, es posible aislar el psoas mayor levantando la pierna hacia la parte delantera del cuerpo mientras se está sentado, formando una especie de V. Al tener la resistencia de la gravedad, el psoas se activa para apoyar a la columna lumbar y también afecta levemente a la cadera.

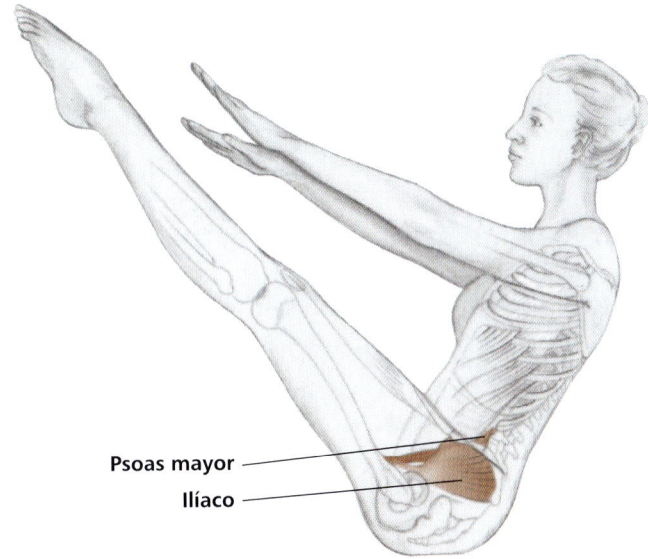

Psoas mayor
Ilíaco

Figura 1.4: posición en V para aislar el psoas mayor.

Al igual que la mayoría de los músculos de la columna, el psoas también ayuda a doblar lateralmente la parte inferior de la columna (el psoas derecho se contrae para doblar la columna hacia la derecha, ipsolateralmente) y a la rotación contralateral (el psoas derecho se contrae para producir la rotación hacia la izquierda). Se trata de contracciones muy pequeñas y débiles del psoas en comparación con las del resto de sus funciones.

Proximidad del psoas mayor a otras estructuras

El psoas trabaja con muchos otros músculos importantes para producir y estabilizar el movimiento, como veremos a lo largo de este libro. Aquí hablaremos del grupo de apoyo de los extensores vertebrales inferiores.

El grupo muscular **transverso-espinoso** forma parte de los músculos posteriores más profundos, concretamente el semiespinoso, el transversoespinoso y los músculos rotadores. Estos dos últimos forman un grupo en torno a la parte inferior de la columna junto con el psoas mayor y ayudan a erguir la columna, lo que genera un conflicto con la acción de flexión de la columna lumbar del psoas. Y aquí es donde intervienen los conocimientos prácticos y la obra *Vías anatómicas*, de Thomas Myers (2009). En este libro, Myers explica que las fibras superiores y anteriores del psoas en la porción lumbar, según parece, intervienen en la flexión, mientras que las fibras inferiores e internas ayudan en la extensión. Otros científicos opinan justo lo contrario. Mientras el "jurado sigue deliberando", lo más importante que hay que recordar es que el psoas en una columna erecta actúa más como estabilizador que como agonista, y son los músculos vertebrales extensores y flexores más potentes los que se encargan de la mayor parte del trabajo de contracción.

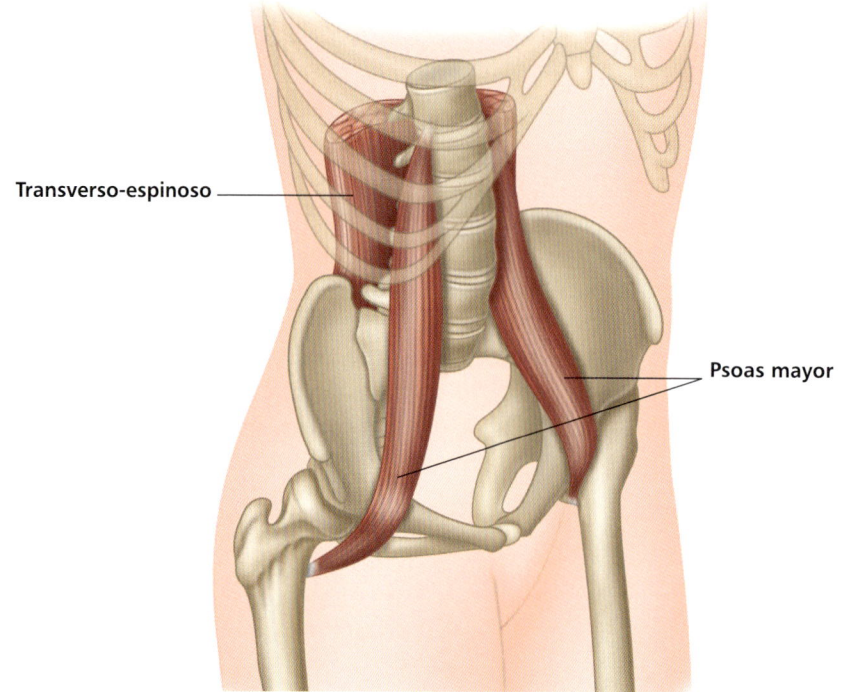

Transverso-espinoso

Psoas mayor

Figura 1.5: los músculos posteriores profundos en relación con el psoas mayor.

Para palpar (tocar) el área del psoas, habría que empezar por la parte delantera del cuerpo, a unos 8 centímetros por debajo y al lado del ombligo, para luego pasar por los abdominales, algunos órganos y otros músculos (algo que es casi imposible). Ahí, en la parte más profunda del núcleo, se encuentra el psoas, uno a cada lado de la parte inferior de la columna. Es bastante difícil llegar a este músculo debido a su proximidad a órganos, arterias y nervios, por lo que, por lo general, no se recomienda su palpación. El músculo baja por la parte delantera de la pelvis y el cuello del fémur hasta fijarse al trocánter menor en la parte interior del fémur superior. Pasa por detrás de los **ligamentos inguinales**, que van de la espina ilíaca anterosuperior (EIAS) de la pelvis al tubérculo del pubis y que son puntos prominentes que sobresalen por la parte delantera de la pelvis y fáciles de localizar. Es posible sentir la contracción de los flexores de la cadera buscando el borde exterior inferior de la EIAS y presionando ahí, mientras el muslo está levantado hacia delante flexionando la cadera.

El **nervio ilioinguinal** proporciona sensibilidad al área y ha de tenerse en cuenta a la hora de tratar el músculo, así como a la proximidad de la **arteria ilíaca externa** junto al borde medial del músculo. La continuación directa de la arteria ilíaca externa es la **arteria femoral**, que proporciona sangre a la mayor parte de la extremidad inferior. El **nervio genitofemoral** también puede verse afectado por la proximidad del psoas y ha de tenerse en cuenta durante el tratamiento.

Como ya se ha dicho, puede haber órganos asociados al psoas debido a su ubicación central. Los **riñones**, el **uréter** y las **glándulas suprarrenales** son muy prominentes en la sección media y deben manipularse con cuidado durante el tratamiento del psoas.

El psoas está cubierto por una **fascia**, al igual que otros músculos. La fascia es un tejido conectivo que rodea y separa el músculo. La fascia lumbar (también llamada **aponeurosis** lumbar) se fusiona con la fascia del psoas, que se extiende desde la primera vértebra lumbar hacia el sacro, y desde la cresta del ilion al cuadrado lumbar y el ilíaco. La fascia ilíaca conecta y acepta el tendón del psoas menor (si lo hay), así como el ligamento inguinal. Hacia el muslo, las fascias ilíaca y del psoas forman una sola estructura llamada **fascia iliopectínea**. Esta fascia pasa por detrás de los vasos femorales y, a su vez, las ramas de los **nervios del plexo lumbar** pasan por detrás de la fascia, lo que convierte la zona en un área extremadamente compleja.

Hay una **bolsa** grande (un saco lleno de fluido que proporciona amortiguación) en la cavidad articular de la cadera. Esta bolsa suele separar el tendón del psoas mayor de la cápsula articular y el pubis.

La posición del psoas en relación con la pierna, la pelvis y el tronco es lo más importante. El psoas actúa como conducto estructural que guía el apoyo de la columna mientras sus fibras musculares van hacia abajo y hacia fuera. Sin embargo, estas fibras musculares vuelven hacia dentro, hacia el muslo, lo que hace que el psoas mayor sea un músculo **fusiforme**. Se trata de un músculo con forma de huso, más ancho en el centro y más delgado a ambos lados, al igual que el bíceps braquial. Parece tener forma de trapecio alargado, pero debe observarse desde el punto de vista tridimensional, ya que forma una leve espiral a lo largo de la estructura pélvica que resalta.

La suspensión del psoas desde el tronco a las piernas ayuda a canalizar el movimiento desde la columna y a transferir el peso del torso a los muslos en los movimientos locomotores como, por ejemplo, andar. Si el psoas de un lado no está equilibrado con el del otro lado, imagine lo que esto puede afectar a la marcha o zancada al andar. Si ambos psoas (derecho e izquierdo) gozan de buena salud y se pueden mover con libertad, se produce un flujo constante de movimiento y energías dentro del cuerpo.

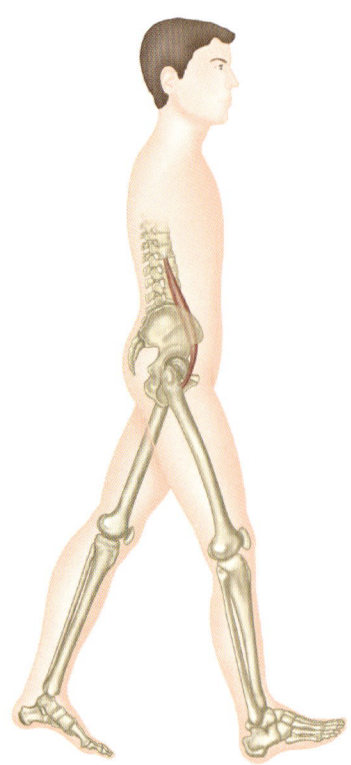

Figura 1.6: el psoas en equilibrio al andar.

El psoas como mecanismo principal

El psoas se considera un músculo fundamental que actúa como piedra angular, central y superior al "arbotante" que forman fémures y músculos de los muslos. Este importante concepto arquitectónico también se puede ver en la relación esquelética entre pelvis y pierna, e implica que soporta el cuerpo humano como un arco soporta las estructuras de un edificio.

El psoas transcurre verticalmente desde la columna a la pierna y cruza diagonalmente la pelvis. Como músculo esquelético que cruza más de una articulación, se convierte en *biarticular* (un músculo que trabaja en dos articulaciones). Éste es el concepto más importante, pero es interesante tener en cuenta otra función del psoas: una especie de estante que soporta los órganos internos, junto con la pelvis como cuenco, y el suelo pélvico.

Por lo tanto, cualquier fuerza del psoas (contracción muscular) puede estimular y masajear órganos como los intestinos, los riñones, el hígado, el bazo, el páncreas, la vejiga y/o el estómago. Incluso los órganos reproductores se ven afectados. A algunos órganos profundos, internos y centrales se les denomina *vísceras*, por lo que la comunicación entre los órganos y el cerebro podría llamarse *comunicación visceral*. El psoas, dada su proximidad a los principales órganos, puede actuar como reactor de estos estímulos, lo que comúnmente se conoce como "intuiciones".

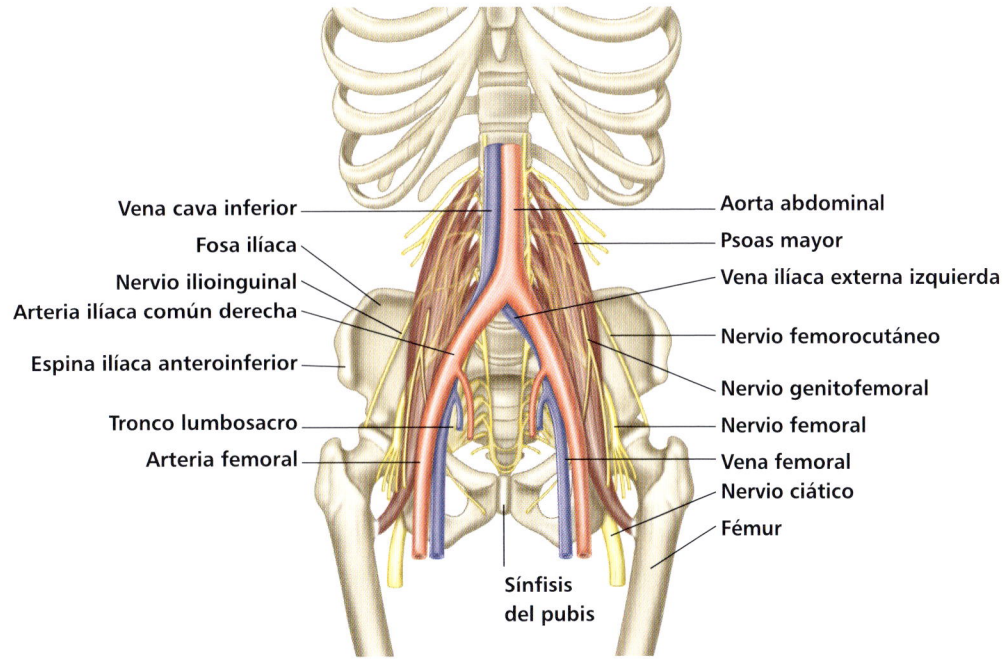

Figura 1.7: *proximidad de nervios (complejo de los nervios lumbares) y arterias al psoas.*

El psoas también puede afectar al suministro nervioso, sobre todo al **complejo de los nervios lumbares** que lo atraviesa. La **aorta** (la arteria más grande) se encuentra en una situación parecida respecto al psoas, por lo que la circulación y el ritmo sanguíneos corporales también pueden verse influidos por el psoas.

Otro hecho remarcable es que el psoas y el **diafragma**, un músculo vital para la respiración, se unen en un punto conocido como *plexo solar*. No se trata de un elemento anatómico real, como un órgano, un hueso o un músculo, sino de un área detrás del estómago, cerca del ombligo y delante de la aorta y el diafragma donde se encuentra toda una red nerviosa. Está asociado al antiguo sistema de chakras y lo trataremos más en profundidad en la sección espiritual (parte III) de este libro.

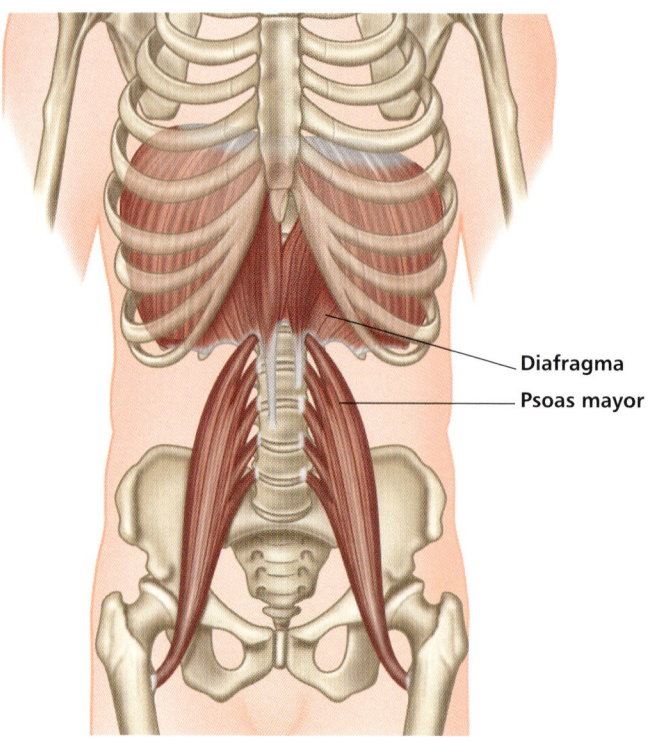

Figura 1.8: el psoas y el diafragma se unen en un punto conocido como plexo solar.

Diafragma
Psoas mayor

No es de extrañar que el psoas sea tan especial. Se le ha llamado el "bromista escondido", el "psoas obstinado", el "gran farsante", un "conductor" y el "músculo de la lucha o la huida", entre otras muchas cosas. Mi maravilloso fisioterapeuta, el doctor Gary, lo llama el "culo de delante". ¡Qué gran identidad!

El psoas puede:

- equilibrar el núcleo;
- estimular órganos y nervios;
- contraerse, liberarse, estabilizarse, neutralizarse o deteriorarse como cualquier otro músculo;
- conectar la parte inferior y superior del cuerpo;
- crear movimiento y flujo para que se transmita por todo el cuerpo.

También puede adaptarse a las diferencias de muchas maneras, siempre y cuando esté en estado de relajación (ni rígido ni "inmóvil") y goce de buena salud. En los capítulos siguientes mostraremos cómo se puede mantener el músculo equilibrado mediante diferentes tipos de ejercicios, y discutiremos su función dentro del estado emocional y espiritual del cuerpo humano.

El psoas afecta a toda la persona.

2

Cómo mantener un psoas saludable

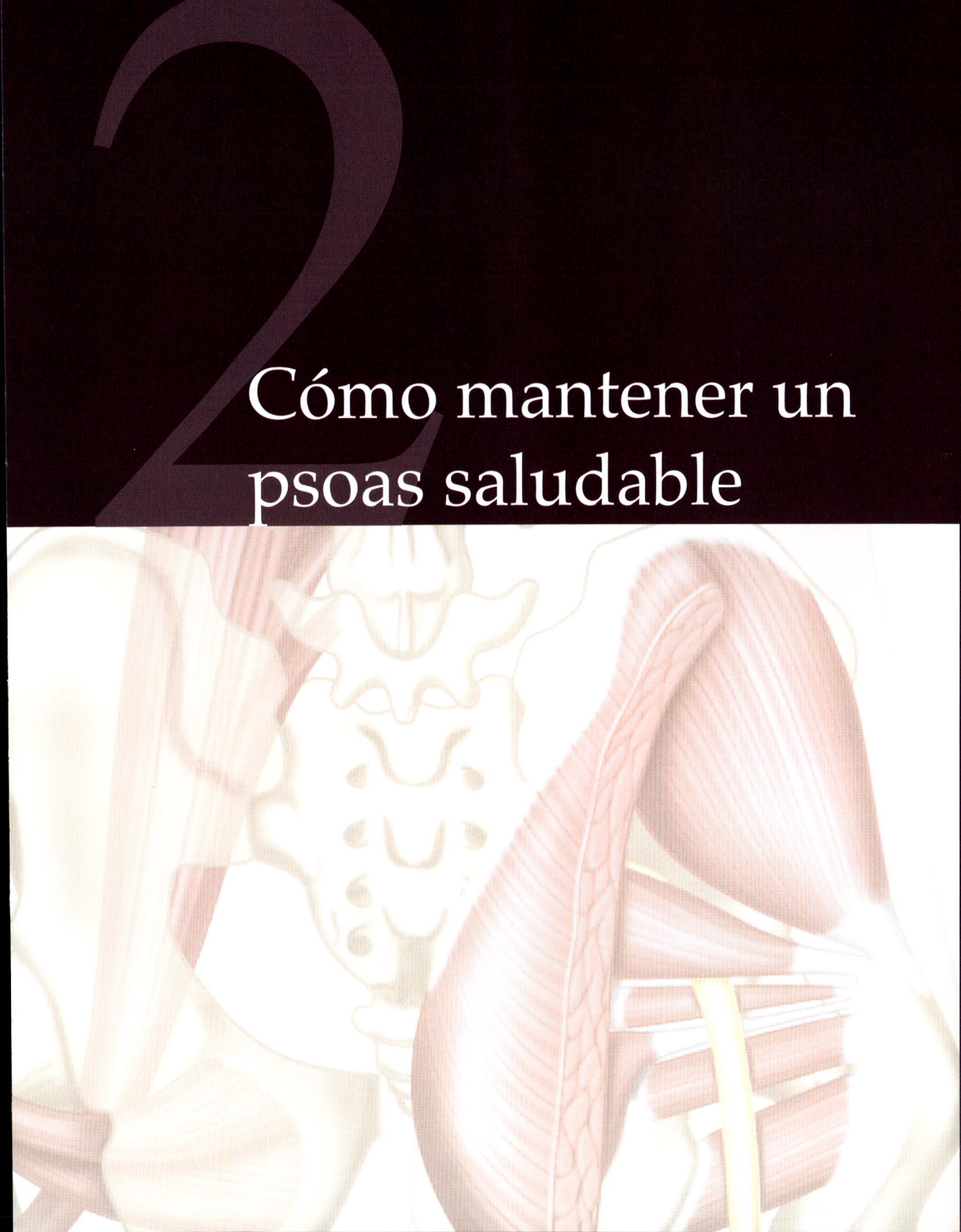

Como ya hemos visto en el capítulo 1, el psoas mayor cumple muchas funciones. Dado que se encuentra en el torso, tiende a sobreutilizarse. Es importante volver a destacar el hecho de que otros músculos tienen que ser fuertes pero flexibles para permitir que el psoas siga saludable y adaptable. Esos músculos son los abdominales, los extensores vertebrales y los antagonistas posteriores, como el glúteo mayor. Cualquier músculo que pueda ayudar a centrar y equilibrar la pelvis, como el cuadrado lumbar y los rotadores profundos, también ayuda a liberar al psoas para conectar el torso con las piernas y actuar como mensajero con bajo coste. Los ejercicios siguientes pueden ayudar a restaurar la vitalidad del psoas.

El ejercicio "Dele al psoas un respiro": posición de descanso constructiva para todo el mundo

Se trata de una posición en decúbito supino que se ha enseñado durante años. El sistema fue desarrollado por Mabel Todd a principios del siglo XX en Boston y, posteriormente, en Nueva York como alternativa a la educación física militar estricta. A este método se le llamó *Postura natural*. Su ideología se denominó posteriormente *Ideokinesis*, según la cual el movimiento se puede utilizar para mejorar la coordinación muscular a través de la imaginación. Creativa aunque científica, está basada en la anatomía funcional mediante el alivio y reconfiguración del movimiento, y fue adoptada por importantes universidades como Columbia, NYU y Juilliard.

Lulu Sweigard, una estudiante que se convirtió en colega de Todd, llamó a este ejercicio *posición de descanso constructiva* (PDC) en Nueva York a finales de los años veinte del siglo pasado. Otros estudiantes, como Barbara Clark, Sally Swift y, posteriormente, Irene Dowd, se convirtieron en profesoras reputadas de Ideokinesis, y muchas personas de todo el mundo la han estudiado y adoptado como forma de reequilibrar los esfuerzos deportivos erróneos de una forma natural. Este concepto también lo tuvo en cuenta Joseph Pilates cuando, tras la guerra, se mudó a Nueva York y empezó a trabajar con cantantes y bailarines; la Técnica Alexander también la enseña.

Hoy en día, esta postura se practica ampliamente; es difícil encontrar algún bailarín profesional o terapeuta corporal que no conozca sus beneficios. A esta autora se le enseñó la PDC como la *posición de descanso horizontal* en la NYU hace muchos años, y sigue utilizándola por razones que van desde los calambres abdominales y uterinos, hasta la relajación de muchos músculos, sobre todo el psoas. Es una forma estupenda de liberar contracciones musculares, ya que permite al esqueleto (y la gravedad) realizar la alineación neutra en estado de reposo.

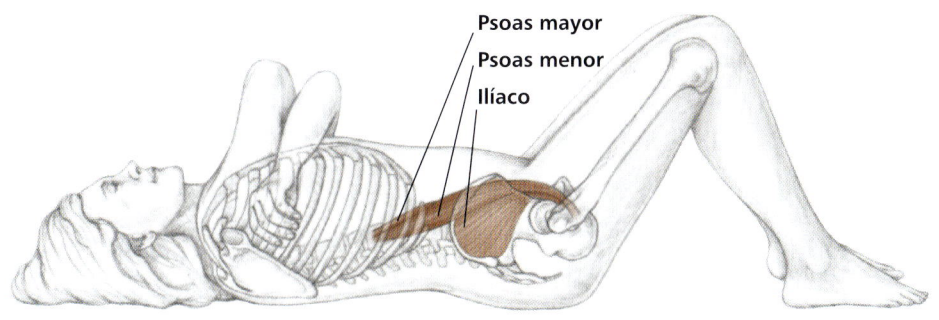

Psoas mayor
Psoas menor
Ilíaco

Figura 2.1: la posición de descanso constructiva.

Técnica: túmbese boca arriba (en decúbito supino) sobre una superficie firme y plana. Doble las rodillas apoyando los pies en el suelo, abiertos a la anchura de las caderas. La cabeza debe apoyarse en línea con la columna vertebral. Algunos prefieren mantener caderas, rodillas y pies en línea; si resulta difícil hacerlo y provoca tensión muscular, deje que las rodillas se apoyen una contra la otra con los pies levemente más separados y los dedos de los pies girados.

> *El fémur se apoyará suavemente en el acetábulo, liberando la "sujeción" de los flexores de la cadera. La columna seguirá sus curvas naturales. Ambas disposiciones liberan el psoas.*

Los brazos pueden cruzarse en los codos y quedar apoyados en el pecho; si no resulta cómodo, pueden relajarse en el suelo. (¡Recuerde que se trata de una postura de descanso!)

Imaginación:
1. Cierre los ojos y visualice la longitud total de la columna.
2. Imagine una línea de energía que baja por la columna, sube entre las piernas, llega a la parte frontal del cuerpo y vuelve a bajar por la columna.
3. Se produce una línea energética cíclica; inspire mientras fluye hacia abajo y espire mientras sube por la parte delantera, como cuando "se tira de una cremallera para cerrar una chaqueta" en torno al torso.
4. Sienta cómo el peso de la cabeza se funde con la superficie, no con la espalda, y siempre en línea con la columna neutra.
5. Relaje, y deje que vértebras y hueso ilíaco sostengan el cuerpo sin utilizar los músculos.
6. Sienta como si las rodillas estuvieran colgadas de un gancho, los muslos cayeran a un lado y la parte inferior de las piernas a otro, con el gancho proveniente de la parte superior.
7. Centre la atención mental en los muslos e imagine una pequeña cascada que fluye de las rodillas a los acetábulos, liberando los músculos de los muslos.

8. Imagine que otra cascada gotea desde las rodillas, bajando por las espinillas hasta los tobillos. Tómese su tiempo.
9. Sienta cómo pies y ojos se relajan en las frescas aguas de un estanque.
10. Repita esta serie de pasos una y otra vez, lentamente, durante, al menos, 10 minutos. Una vez hecho esto, no se incorpore, sino que ruede hacia un lado y siéntese lentamente para no interrumpir la alineación obtenida.

(Esta autora es incapaz de recordar a todos los maravillosos profesores que le han enseñado esta estrategia, pero se lo agradece especialmente a sus mentores, Andre Bernard e Irene Dowd.)

El psoas está en estado relajado en la columna lumbar. Mientras se practica esta postura, puede ser útil que alguien lea la lista de cosas a imaginar para guiarle. El psoas se libera en la cadera; aunque se produce una flexión de la cadera, no está activo contra resistencia, por lo que está en reposo. Este ejercicio puede hacerse a diario, a cualquier hora del día y por cualquiera, y permite que el psoas "se tome un descanso". Cuando la técnica se practica por primera vez, se puede experimentar cierta incomodidad física e, incluso, sentimientos (véase la parte III).

> *En la PDC, el cuerpo cede a la gravedad: se deja ir, y se equilibra y se vuelve receptivo a un alineamiento y una postura naturales.*

Hay otra postura muy eficaz para liberar el psoas: la que se describe en el *Método Egoscue*, un sistema de ejercicios diseñado por Pete Egoscue para aliviar el dolor articular crónico (consultar bibliografía). De principios parecidos a la PDC, hay que tumbarse en el suelo con una o ambas pantorrillas apoyadas en un bloque o soporte. Dicho soporte debe tener la misma altura que el fémur. El soporte sostiene el peso de la parte inferior de la pierna y permite que el muslo caiga directamente en el acetábulo, liberando así el psoas y otros músculos de la cadera y la columna. Esta postura debe mantenerse todo lo posible para alcanzar la relajación deseada. Si no hay ningún punto de apoyo disponible, los pies pueden apoyarse en una pared, abiertos a la anchura de la cadera, con las rodillas dobladas y las caderas directamente debajo de ellas. También se pueden hacer abdominales sin comprometer el psoas demasiado.

¿Qué es el "centro"? Ejercicios para la estabilización pélvica - Nivel I

Para entender y sentir el concepto de una pelvis estable, intente lo siguiente:

1. **Respiración profunda:** túmbese boca arriba con las rodillas dobladas, los pies en el suelo, abiertos a la anchura de las caderas, y las manos sobre los huesos frontales de la cadera para asegurarse de que todos están alineados. Respire con naturalidad, pero con profundidad, activando el transverso del abdomen con una exhalación profunda; sentirá como si se "cinchara" la cintura durante la exhalación. Repítalo por lo menos cinco respiraciones completas, manteniendo la pelvis estable.
2. **Inclinaciones pélvicas:** adopte la misma postura descrita anteriormente, pero ponga los brazos a ambos lados. En la inhalación, permita que la pelvis se incline hacia delante; los huesos pélvicos frontales (EIAS) se liberan hacia delante, mientras que el cóccix permanece en el suelo. Exhale y presione el ombligo hacia el suelo mientras inclina la pelvis hacia atrás. Hágalo lentamente cinco veces y, después, vuelva a la posición normal, que es la curvatura vertebral neutra. El sacro, no la parte baja de la espalda, quedará apoyado en el suelo, con la pelvis centrada.

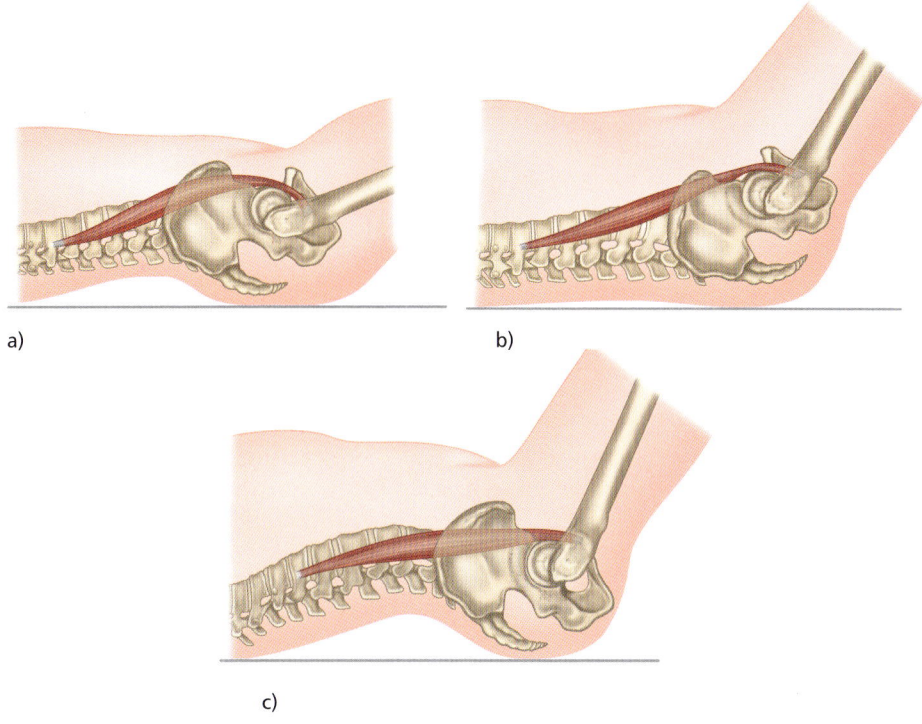

a)

b)

c)

Figura 2.2: inclinaciones pélvicas; a) columna neutra, b) inclinación hacia atrás, c) inclinación hacia delante.

3. **Ejercicios pélvicos rotatorios:** túmbese boca arriba en la posición del ejercicio 1 con los brazos a los lados. Levante las caderas unos 5 centímetros del suelo apoyándose en los pies. Intente estos tres movimientos:
   a. Mueva las caderas de un lado a otro 6 veces.
   b. Rote las caderas de un lado a otro 6 veces.
   c. Trace un 8 con las caderas 6 veces.

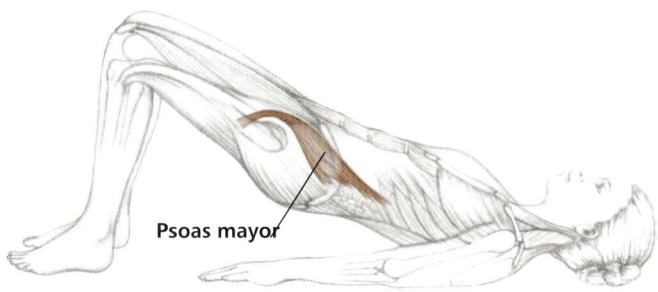

Figura 2.3: ejercicios pélvicos rotatorios.

Para terminar, baje la parte inferior de la columna y coloque la pelvis en posición neutra. Tras estos ejercicios, es imposible no saber dónde se encuentra el centro.

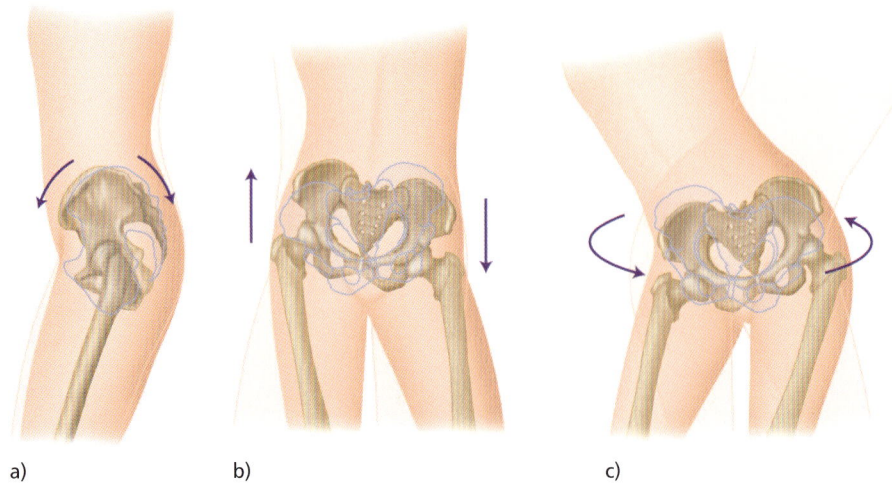

a)   b)   c)

Figura 2.4: la pelvis se puede mover en tres planos: a) sagital (plano 1), b) frontal (plano 2) y c) horizontal (plano 3).

Plano 1

En el plano sagital, la pelvis puede moverse hacia delante y hacia atrás, lo que suele llamarse inclinación pélvica (véase la figura 2.2). Utilice la espina ilíaca anterosuperior (EIAS) como punto de referencia. Este punto puede detectarse colocando las manos en los huesos frontales de la cadera. Mueva la pelvis hacia delante y hacia atrás. La columna lumbar se hiperextenderá y las caderas se flexionarán al mover la pelvis hacia delante. Con la inclinación posterior o hacia atrás se flexionará la columna lumbar, activando psoas y abdominales.

Plano 2

En el plano frontal, la pelvis se moverá lateral y medialmente, como si se estuviera "subiendo la cadera". La columna lumbar también se moverá lateralmente, y las caderas se abducirán y aducirán.

Plano 3

En el plano horizontal, la pelvis rota hacia dentro y hacia fuera, aunque es un movimiento muy limitado que no se puede hacer sin la ayuda de las articulaciones sacroilíaca, lumbar y de la cadera. Es parecido a una torsión.

Estos ejercicios movilizan la región pélvica sin estirar demasiado las estructuras. El hecho de que áreas sensibles como la articulación sacroilíaca se suelten demasiado puede resultar algo irritante y puede provocar dolor crónico en la parte baja de la espalda. Si los ligamentos se estiran en exceso, no son capaces de mantener las articulaciones juntas, por lo que se produce un "desplazamiento" en la articulación y los tendones musculares tienen que trabajar en exceso para mantener la articulación estable. *El psoas también compensa los problemas sacroilíacos, lo que hace que trabaje en exceso.*

Más en detalle, la pelvis tiene dos áreas articulares importantes: la **articulación sacroilíaca (SI)** y la articulación **iliofemoral** (común de la cadera). La articulación SI, en la que se articulan sacro y huesos ilíacos (ambos lados de la pelvis), es la que menos se mueve. Se considera una articulación deslizante y se vuelve más activa durante el parto.

Hay **ligamentos** fuertes que conectan los huesos ilíacos al sacro. Por lo tanto, parece razonable pensar que muchas mujeres después del parto puedan sufrir un desplazamiento sacroilíaco porque sus ligamentos se han distendido. Esto puede provocar incomodidad en la parte baja de la espalda que puede tratarse mediante ejercicios de estiramiento para compensar esa laxitud ligamentaria. El ejercicio de sentadillas que se describe en la página 28 es un movimiento de fuerza ideal para esta zona cuando se realiza en la posición de rotación hacia fuera de la cadera. Los *grand pliés* de ballet también pueden resultar beneficiosos.

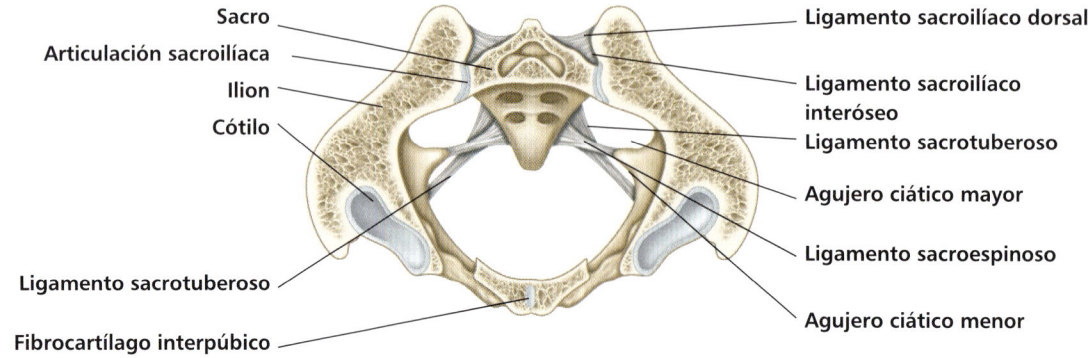

Sacro

Articulación sacroilíaca

Ilion

Cótilo

Ligamento sacroilíaco dorsal

Ligamento sacroilíaco interóseo

Ligamento sacrotuberoso

Agujero ciático mayor

Ligamento sacroespinoso

Agujero ciático menor

Ligamento sacrotuberoso

Fibrocartílago interpúbico

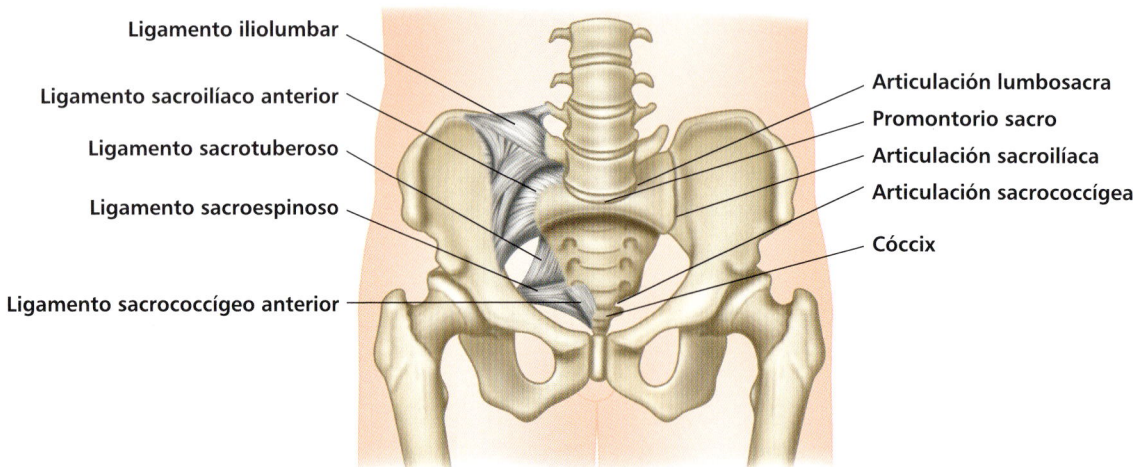

Ligamento iliolumbar

Ligamento sacroilíaco anterior

Ligamento sacrotuberoso

Ligamento sacroespinoso

Ligamento sacrococcígeo anterior

Articulación lumbosacra

Promontorio sacro

Articulación sacroilíaca

Articulación sacrococcígea

Cóccix

Figura 2.5: la articulación sacroilíaca; a) corte transversal de la pelvis, b) ligamentos pélvicos.

Los seis rotadores externos profundos de la cadera son pequeños músculos que se pueden tratar para ayudar a la estabilidad de la articulación SI, ya que van del sacro, cruzando la pelvis, hasta el fémur. Entre ellos se encuentran el **piramidal**, dos **gemelos**, dos **obturadores** y el **cuadrado femoral**. Véase la figura 2.6 y téngase en cuenta la ubicación del nervio ciático detrás del piramidal. Si el músculo está demasiado contraído, pinzará el nervio y se convertirá en un factor causal importante de la "ciática". El estiramiento de la articulación SI que se propone en la página 31 aliviará esta presión.

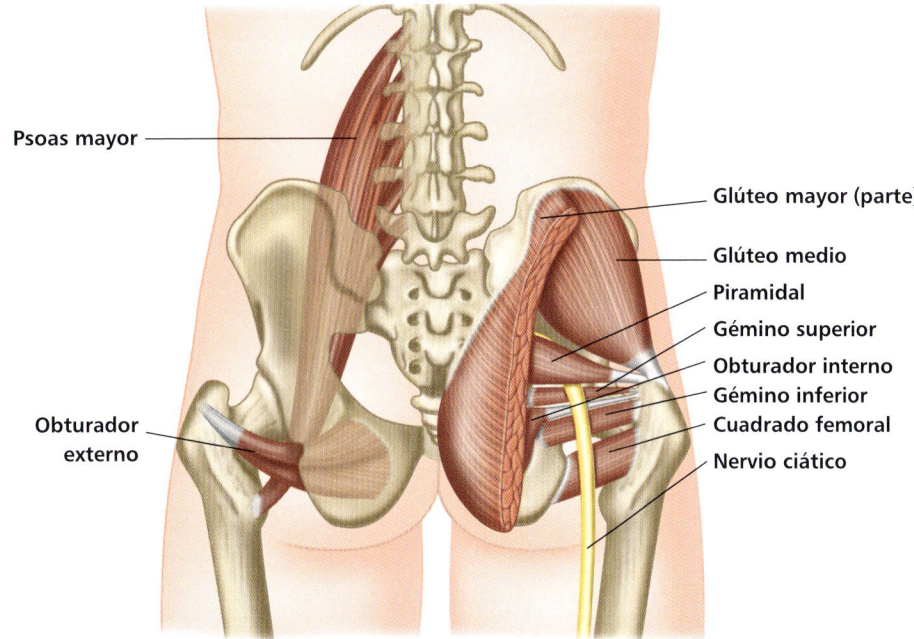

Psoas mayor

Glúteo mayor (parte)

Glúteo medio

Piramidal

Gémino superior

Obturador interno

Gémino inferior

Cuadrado femoral

Nervio ciático

Obturador externo

Figura 2.6: los seis rotadores externos profundos.

PARTE 1

Capítulo 2 – Cómo mantener un psoas saludable

Ejercicios para la articulación sacroilíaca

Los ejercicios que permiten activar correctamente abdominales, erector de la columna, glúteo mayor y rotadores externos profundos de la cadera ayudan a mantener la articulación sacroilíaca fuerte pero flexible, como debería ser el psoas. Pueden ser complementarios a los ejercicios de estabilización pélvica.

1. **Sentadillas** (Nivel I/II): son muchos los mitos que rodean a las sentadillas y muchas personas no las consideran un ejercicio para la articulación SI. Si se hacen correctamente y sin resistencia extrema, se pueden conseguir grandes resultados en la fuerza de pelvis, núcleo y cadera, desarrollando la protección de la articulación SI y el psoas.

Técnica:
   a. Para empezar, colóquese de pie delante de un espejo con una silla detrás.
   b. Sujete una barra o banda no demasiado pesada por encima de la cabeza sin levantar los hombros. El dorsal ancho, la fascia y las costillas se estirarán a partir de la pelvis.
   c. Active los abdominales y los músculos erectores de la columna mientras dobla las rodillas por debajo de la posición de sentado.
   d. Deje que las caderas caigan hacia atrás, hacia la silla, e inclínelas a fondo. Mantenga cabeza y pecho hacia delante sin expandir la caja torácica. Si la parte superior de los muslos puede colocarse en paralelo al suelo, el ejercicio es más eficaz.
   e. Mantenga la posición entre 10 y 20 segundos. El glúteo mayor, así como el núcleo, se activarán aquí y al incorporarse a partir de esta posición.

Repita el ejercicio 5-10 veces, estirando el cuerpo hacia arriba y levemente hacia atrás entre cada repetición para abrir la parte frontal de las caderas. No relaje la postura de núcleo y glúteo mayor ni hiperextienda la parte baja de la espalda mientras estira.
.

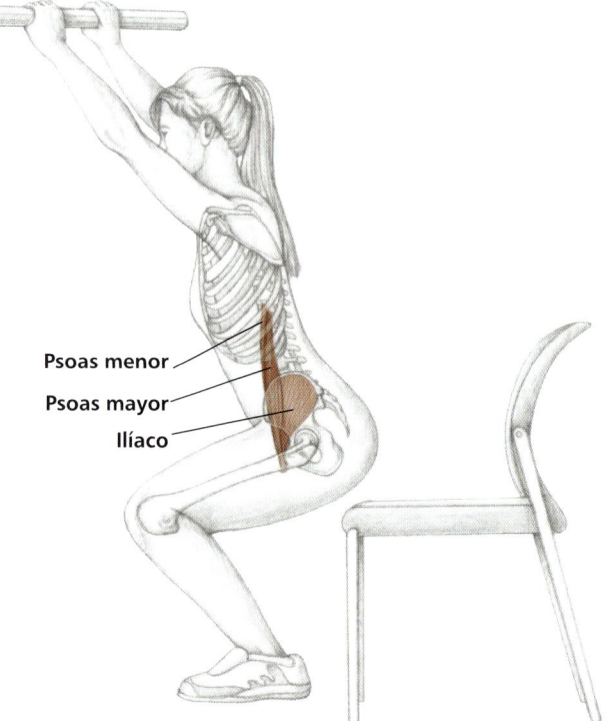

Psoas menor
Psoas mayor
Ilíaco

Figura 2.7: sentadillas.

2. **Torsiones vertebrales** (Nivel I): las torsiones vertebrales de pie son los ejercicios de rotación más beneficiosos cuando también es necesario tratar el glúteo mayor.

Técnica: póngase de pie con los pies abiertos a la anchura de las caderas. Mantenga la pelvis hacia delante y rote la parte superior de la columna (torácica y cervical) hacia la derecha mientras aprieta el glúteo mayor y activa el núcleo (no es necesario forzar demasiado; puede ser una leve contracción). Estire la columna y respire profundamente mientras mantiene la torsión. Puede girar las caderas levemente; esto protegerá la parte inferior de la columna, la articulación SI y el psoas. Repítalo al otro lado.

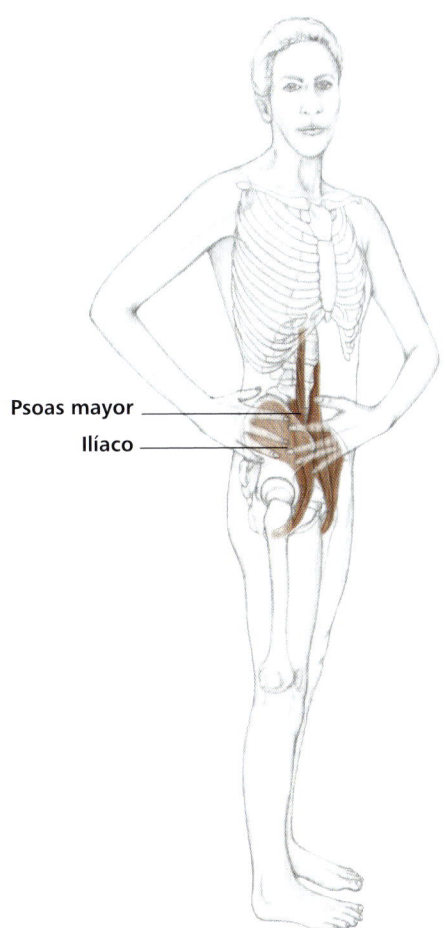

Psoas mayor

Ilíaco

Figura 28: torsiones vertebrales.

3. **Equilibrio mano/rodilla** (Nivel I/II)

Técnica: colóquese en la postura de la mesa (a cuatro patas), asegurándose de que las manos quedan justo debajo de los hombros, y las rodillas debajo de las caderas.

Nivel I: estire una pierna hacia atrás a la altura de la cadera y el brazo contrario hacia delante. La pelvis permanece centrada con el núcleo activo.

Nivel II: colóquese en la postura anterior, pero con la mano de apoyo y la rodilla en línea la una con la otra. Esto estrechará la base de sustentación y pondrá a prueba su equilibrio. Mantenga esta postura durante 10-20 segundos. Añada una "sentada", liberando el glúteo mayor hacia atrás, hacia los talones, y manténgala para obtener un beneficio adicional.

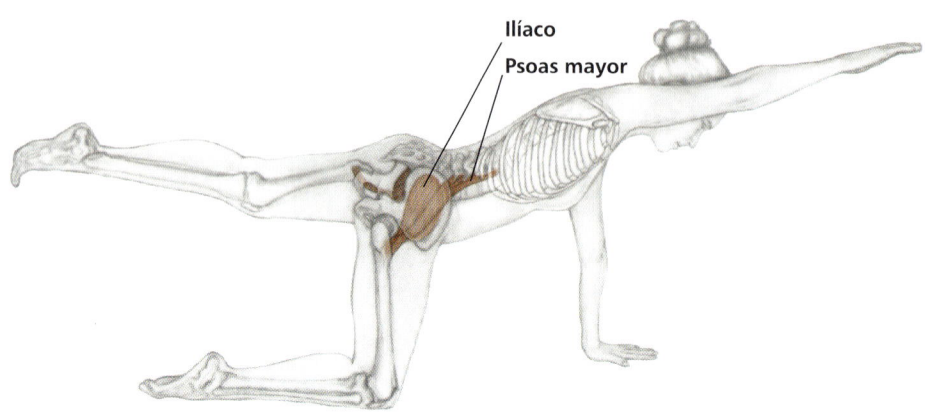

Ilíaco
Psoas mayor

Figura 2.9: equilibrio mano/rodilla.

4. **Estiramientos de SI** (Nivel I): si esta área está demasiado rígida, puede estirarse lentamente mediante este ejercicio. El psoas superior también se estirará, mientras que el psoas distal se liberará. También es un estiramiento estupendo para el tracto iliotibial y los glúteos menores.

Técnica: túmbese boca arriba con las piernas rectas y los brazos extendidos. Doble una rodilla hacia el pecho y déjela caer al lado opuesto; permita que las caderas se enrollen. Mantenga los hombros en el suelo, pero no los empuje. Respire y relájese; no fuerce nunca la torsión. Repítalo con la otra pierna.

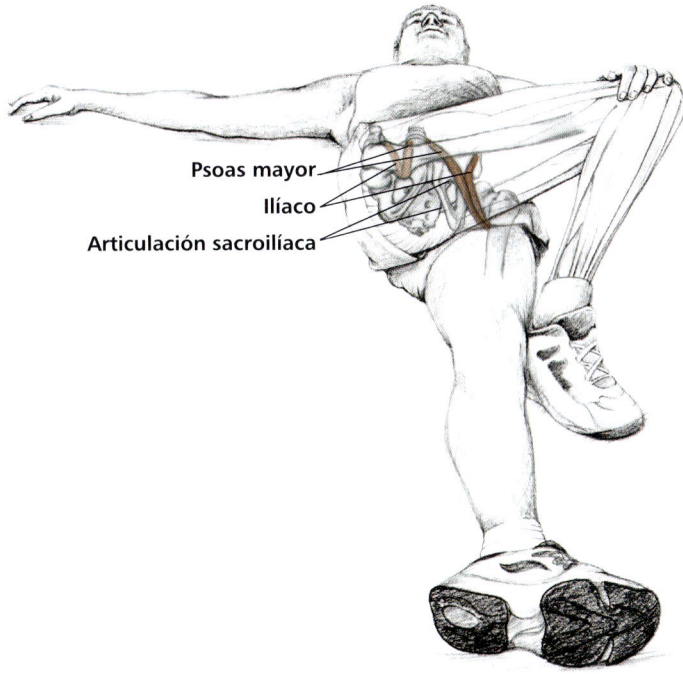

Figura 2.10: estiramiento de la articulación sacroilíaca.

La búsqueda del equilibrio: ejercicios de estabilización vertical

El psoas actúa, en cierto sentido, como un péndulo, lo que permite balancear el gran peso de la pierna hacia delante desde la columna para poder andar. Por ello, es de gran importancia que *la pelvis permanezca centrada en su ubicación mientras el psoas se conecta al movimiento*. Evidentemente, la pelvis se movilizará levemente, pero seguirá siendo el eje central mientras "acompaña" el movimiento.

La pelvis tiene dos lados, con el sacro en el centro; ambos lados tienen que estar equilibrados entre sí. Los principales músculos estabilizadores como el **cuadrado lumbar** y el **transverso del abdomen** pueden activarse para permitir que la pelvis se centre y que el psoas se libere, y así ayudar a la transferencia del peso durante los movimientos verticales.

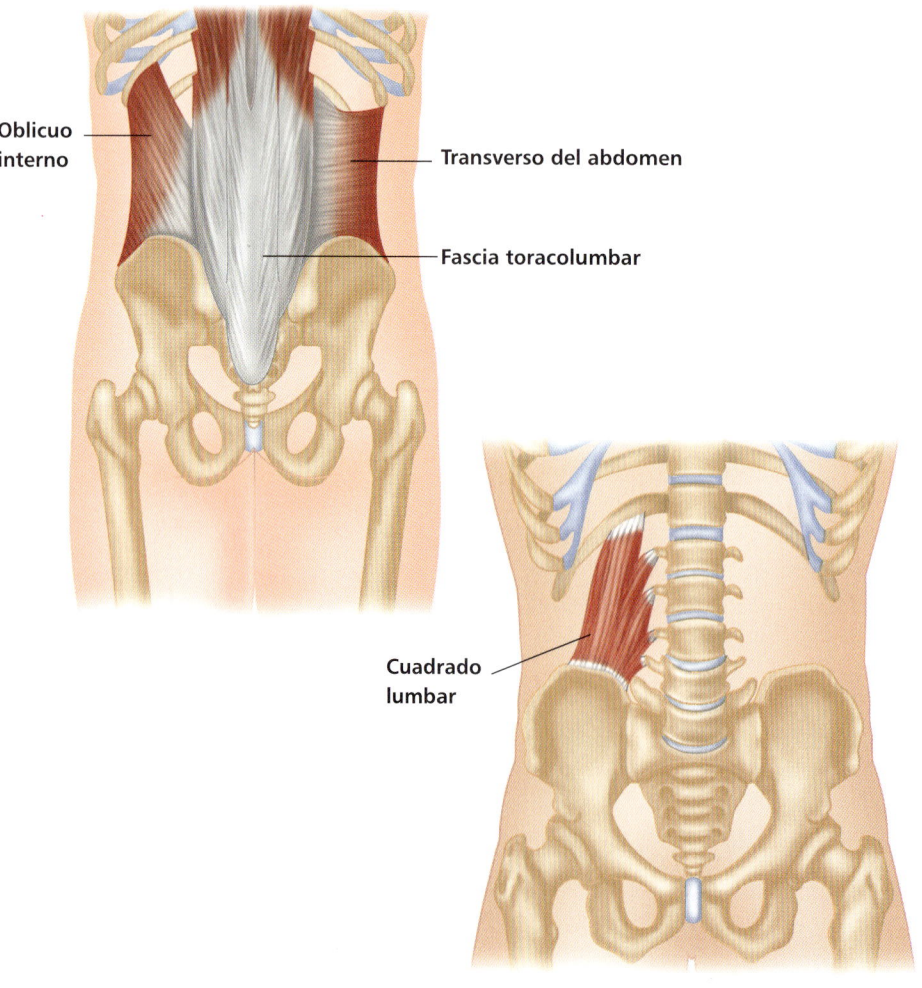

Oblicuo interno

Transverso del abdomen

Fascia toracolumbar

Cuadrado lumbar

Figura 2.11: los músculos estabilizadores cuadrado lumbar y transverso del abdomen.

1. **Andar sin contonearse** (Nivel I): es difícil evitar que las caderas se bamboleen a los lados. Mantenga la pelvis centrada y permita que las piernas se muevan con libertad o, de lo contrario, el psoas tendrá que trabajar en exceso. La pelvis rotará mínimamente alternando un lado hacia delante y el otro hacia atrás. Permita que esto suceda mientras la pierna se balancea hacia delante.

2. **Equilibrios sobre una pierna** (Nivel II): hay muchos ejercicios de este tipo; intente éstos:

   a. **Ejercicios de barra de ballet** como la posición de *passé*.

Técnica: apóyese en un solo pie y lleve la otra pierna a la posición de *passé* (rodilla doblada, cadera rotada hacia fuera y pie apuntando al interior de la rodilla apoyada). Si se mantiene el nivel de las caderas, se puede mantener el equilibrio mientras se fortalecen piernas y núcleo. Para aumentar la fuerza, apóyese en la barra o en una pared y trabaje la pierna de apoyo haciendo *pliés* y *relevés* (doblar la rodilla y, luego, subir y apoyarse en el antepié). Mantenga siempre la rodilla sobre los dedos del pie.

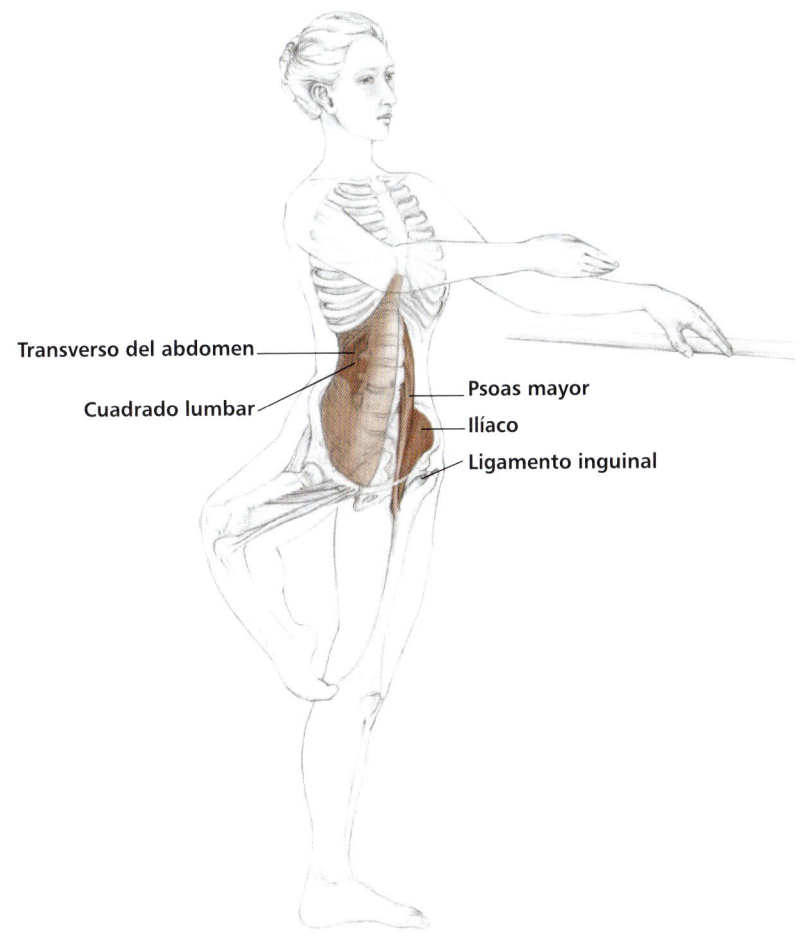

Figura 2.12: posturas de pie para equilibrio, apoyo y alineamiento con barra de ballet.

b. **Postura de yoga** como la del árbol.

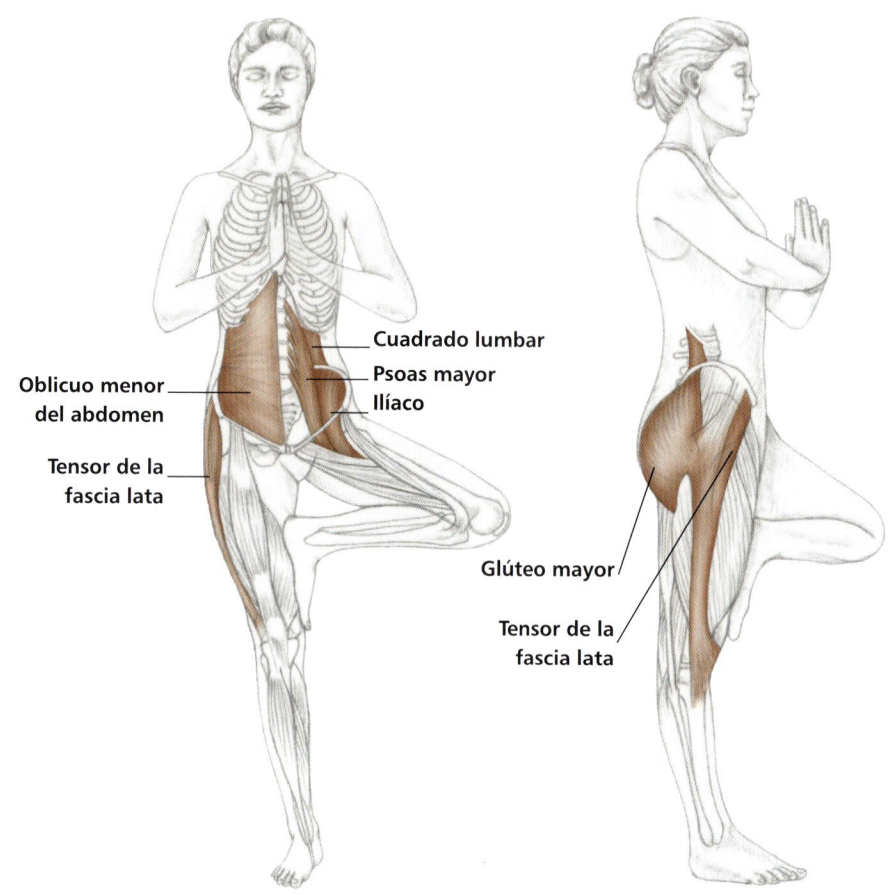

Cuadrado lumbar

Oblicuo menor del abdomen

Psoas mayor

Ilíaco

Tensor de la fascia lata

Glúteo mayor

Tensor de la fascia lata

Figura 2.13: el árbol.

En todos los ejercicios sobre una pierna, sitúe la pelvis centralmente sin subir la cadera con la pierna. Extienda la columna, baje el cóccix y suba los abdominales, pero no los hombros. Relaje la caja torácica. Este patrón corregirá la mayoría de los problemas de alineamiento.

Observe su cuerpo en un espejo para corregir cualquier posible desequilibrio. El lado de apoyo se fortalece isométricamente, mientras que la pierna libre se fortalece y se estira al mismo tiempo. El psoas actúa de forma diferente en cada lado, así que equilibrar la pelvis ayudará al mecanismo necesario para estabilizar, fortalecer y/o estirar el psoas.

Estimulación del suelo pélvico: pelotas y ejercicio de Kegel

El suelo pélvico es un área de músculos profundos cerca de la base de la columna, en la que se encuentra una lámina a la que algunos llaman diafragma urogenital, junto con otros músculos como el esfínter, el bulbocavernoso y los perineales. Estos músculos tienen importantes funciones durante la respiración, el sexo y el parto, y son un centro de terminaciones nerviosas sensibles, al igual que el psoas. Cuando esta área se estimula y se fortalece, puede influir en la energía, las sensaciones y las emociones. También se ven afectados órganos como la vejiga y los riñones.

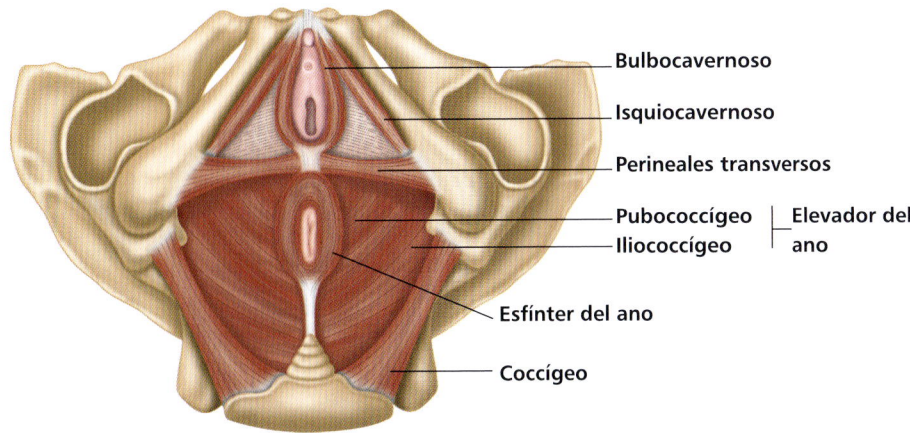

Figura 2.14: músculos del suelo pélvico.

Una de las mejores formas de desarrollar este centro profundo correctamente es haciendo los ejercicios siguientes:

1. **Terapia con pelota** (Nivel I): es un ejercicio estupendo si se tiene que pasar largos periodos de tiempo sentado.
   a. Túmbese con pequeñas pelotas de ejercicio (entre 10 y 15 centímetros de diámetro) bajo la pelvis, en la parte baja de las nalgas. Doble las rodillas con los pies bien apoyados en el suelo. La presión de las pelotas permite que los órganos suban, liberando estrés del suelo pélvico. La persona puede subir una de las piernas o ambas, como en la postura del bebé feliz de yoga (véase la parte III), para centrar y fortalecer el área. En la postura en decúbito supino del bebé feliz, las rodillas deben estar dobladas y separadas con los muslos apoyados en las costillas laterales; las manos pueden sujetar los pies, que deben estar paralelos al techo. Para fortalecer el suelo pélvico y el abdominal inferior, intente levantar las caderas por encima de las pelotas y repítalo 5-10 veces. Al levantar y bajar una pierna a la vez desde una posición con la pierna estirada se incorporará el trabajo del psoas, si fuese necesario, tanto fortaleciendo como estirando, haciendo que el psoas se vuelva elástico y receptivo. Acabe con ambas piernas estiradas en el

suelo, con la columna relajada en posición neutra, para abrir la parte frontal de las caderas.

b. Para la estabilidad del núcleo, cambie la ubicación de las pelotas de tal forma que una esté un poco más arriba de la cadera, en la articulación sacroilíaca. Coloque otra pelota en el lado contrario de la parte media de la espalda, en el erector de la columna, como a 2,5 cm de la columna. Empiece a "equilibrar el núcleo" manteniendo un peso homogéneo en las pelotas; repítalo en el otro lado. Puede hacerse con las piernas dobladas y los pies bien apoyados en el suelo.

> *Una vez que se ha experimentado el movimiento pélvico frente a estabilidad, se puede desarrollar un patrón de alineamiento que enfatice los mecanismos correctos para ayudar al psoas.*

2. **Ejercicio de Kegel:** recibe este nombre por el ginecólogo Arnold Kegel y se trata de un movimiento que fortalece los músculos del suelo pélvico.

Técnica: puede hacerse tumbado, sentado o de pie. Simplemente junte los huesos isquiones, manténgalos juntos y respire. Esto hace que el suelo pélvico se levante y estimula toda el área, lo que mejora el tono muscular. Se utiliza para la preparación al parto, y para mejorar los problemas de incontinencia y la función sexual. La relación con el psoas es de equilibrio y apoyo, al fortalecer los músculos que lo rodean. Mientras aprieta un isquion contra el otro, no contraiga los músculos más grandes como el glúteo mayor y los abdominales (los músculos más pequeños, como los que controlan el flujo de orina, deben activarse para incorporar el suelo pélvico).

"Levantar el suelo pélvico" es una expresión que puede utilizarse para ayudar a estabilizar el núcleo porque describe el movimiento de forma que el cliente puede entenderlo. Frases como "abrazar los abdominales inferiores" son eficaces y pueden crear el movimiento hacia arriba necesario. Afectará a la conexión del suelo pélvico, el transverso del abdomen, el psoas mayor y el diafragma de una forma equilibrada y única.

Ejercicios para el fortalecimiento del núcleo

Casi cualquier ejercicio para el fortalecimiento del núcleo incluirá el psoas. Lo más importante que hay que recordar es que el psoas probablemente ya esté sobrecargado, por lo que es necesario enfatizar otros músculos del núcleo.

1. **Inclinación lateral** (Nivel I)

Técnica: póngase de pie con los pies separados a la anchura de los hombros. Mantenga el cuerpo vertical e inclínese a la izquierda o la derecha. Puede hacerse sentado, de rodillas o de pie, y se trata tanto de un ejercicio de fortalecimiento como de estiramiento de los abdominales. Si se levantan los brazos por encima de la cabeza se añadirá dificultad.

Agonistas principales: Extensores vertebrales. Abdominales.
Estabilizadores interiores del núcleo: Cuadrado lumbar. Psoas.

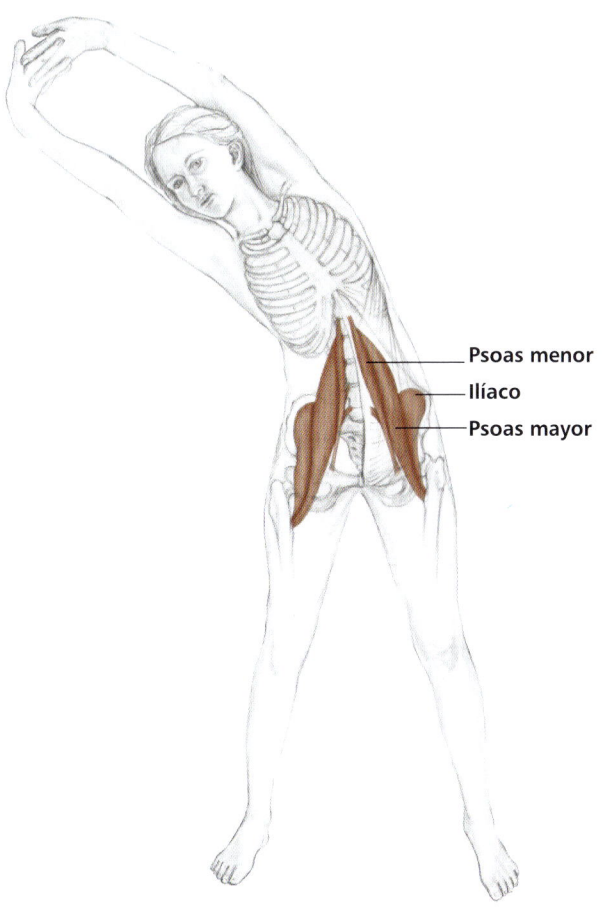

Figura 2.15: inclinación lateral.

2.   **Abdominal parcial** (Niveles I/II)

Técnica: túmbese boca arriba con las rodillas dobladas (posición en decúbito supino) y los pies apoyados en el suelo. Flexione la columna (exhale
siempre al flexionar), subiendo a medio camino, y vuelva a tumbarse vértebra a vértebra mientras inhala.

Agonistas principales: Recto del abdomen.
Estabilizadores interiores del núcleo: Psoas. Suelo pélvico.

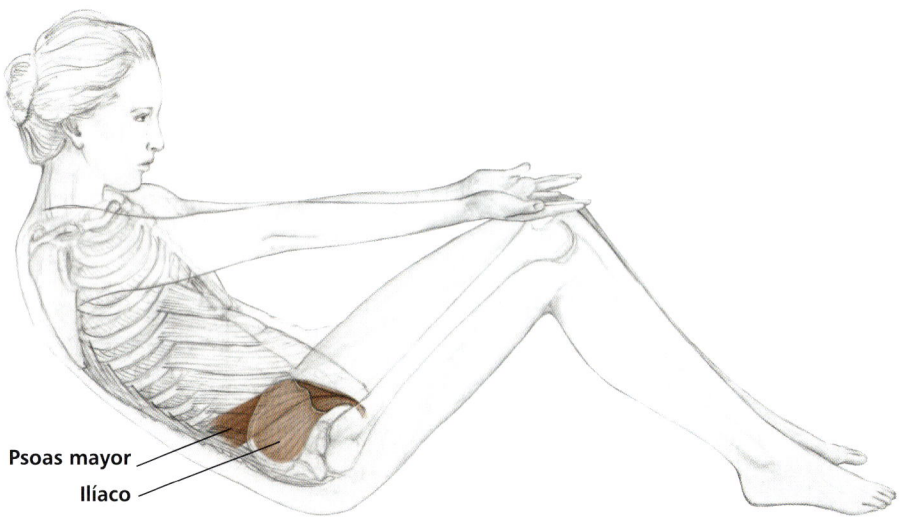

Psoas mayor
Ilíaco

Figura 2.16: abdominal parcial.

3. **Molinos** (Nivel I)

Técnica: de pie, con los brazos estirados a los lados, tóquese el tobillo izquierdo con la mano derecha, vuelva a la posición vertical y repítalo al otro lado. Éstas son las tres acciones del oblicuo externo y es un ejercicio tanto de fortalecimiento como de estiramiento. No es un ejercicio fuerte porque la rotación contra resistencia es mínima (doble un poco las rodillas para evitar hiperextenderlas).

Agonistas principales: Oblicuos interno y externo. Rotadores/extensores vertebrales.
Estabilizadores interiores del núcleo: Cuadrado lumbar. Psoas. Grupo transverso-espinoso.

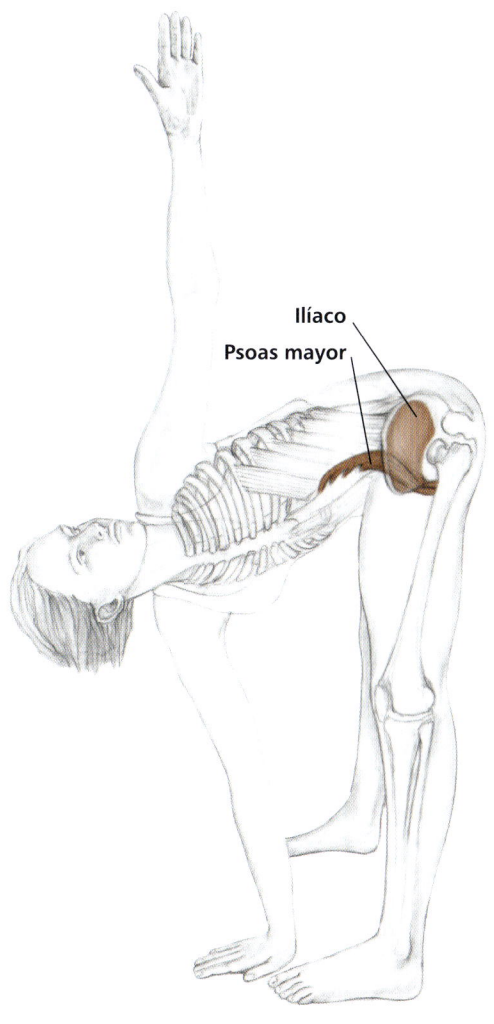

Ilíaco
Psoas mayor

Figura 2.17: molinos.

4. Abdominales con silla romana

Técnica: (Este ejercicio es bastante duro para la columna lumbar [inferior], así que asegúrese de tener unos buenos abdominales antes de acometerlo.) Siéntese de lado en un banco con los pies estabilizados en el suelo. Túmbese lentamente en posición curvada (flexionada) hasta quedar paralelo al suelo; vuelva. Para aislar los oblicuos, rote la columna, alternando cada lado al volver.

Agonistas principales: Recto del abdomen. Flexores de la cadera.
Estabilizadores interiores del núcleo: Psoas. Suelo pélvico.

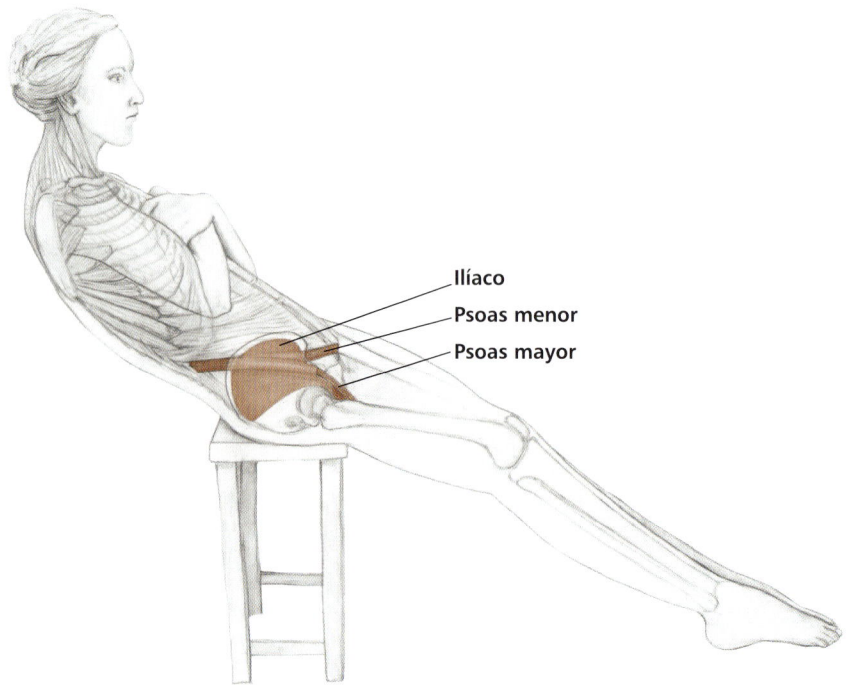

Ilíaco
Psoas menor
Psoas mayor

Figura 2.18: abdominales con silla romana.

5. Enrollamientos de cadera

Técnica: túmbese boca arriba con las rodillas en el pecho y los brazos estirados a cada lado en posición de "T", con las palmas hacia abajo. Desplace las rodillas hacia un lado y luego hacia el otro.

Hágalo, al menos, cinco veces; inhale al bajar y exhale al volver al centro, activando el núcleo. Si le duele la espalda, no permita que las piernas lleguen a tocar el suelo.

Agonistas principales: Oblicuos.
Estabilizadores interiores del núcleo: Transverso del abdomen. Psoas.

Ejercicios de estiramiento

Dado que el psoas tiene muchas fijaciones y funciones, resulta confuso saber cuándo y dónde hay que estirarlo. La norma más importante es: **si se pasa mucho tiempo sentado, el psoas inferior está relajado en un estado acortado, y es necesario alargarlo y abrirlo para contrarrestar la flexión de cadera que se produce al estar sentado**. Los siguientes ejercicios cumplen esta función.

1. **Estiramiento del estómago hacia arriba** (Nivel I): los abdominales deben activarse en este ejercicio para no dañar la parte inferior de la columna.

Técnica: túmbese boca abajo y coloque las manos cerca de los hombros. Mantenga las caderas en el suelo, mire hacia delante y levántese estirando los brazos. Si le duele la espalda, no estire los brazos por completo, y baje siempre los hombros alejándolos de las orejas.

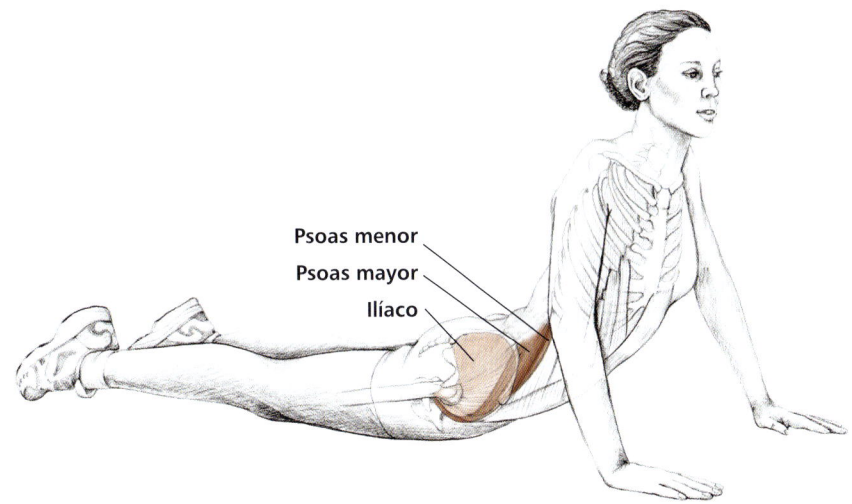

Psoas menor
Psoas mayor
Ilíaco

Figura 2.19: estiramiento del estómago hacia arriba.

2. **Medio puente** (Nivel I)

Técnica: tumbado boca arriba con las rodillas dobladas y los pies apoyados en el suelo, despegue el cóccix del suelo; empiece a subir las caderas hasta donde se sienta cómodo. El peso debe distribuirse homogéneamente sobre ambos pies y los omóplatos.

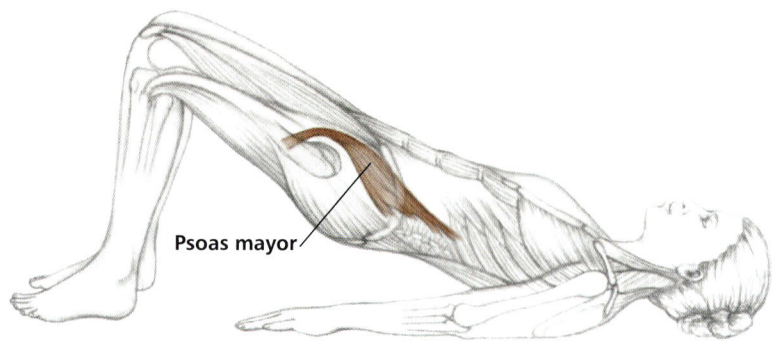

Figura 2.20: medio puente.

3. **Elevación de psoas** (Nivel I)

Técnica: túmbese en el suelo con las rodillas dobladas y los pies separados a la anchura de los hombros, con los brazos extendidos para obtener apoyo. Desplace la pierna derecha al lado derecho manteniendo los pies en el suelo. Levante la cadera izquierda del suelo y mantenga el estiramiento. Repítalo al otro lado. Si se produce incomodidad en la zona sacroilíaca, mantenga la pierna de apoyo estirada mientras levanta la cadera.

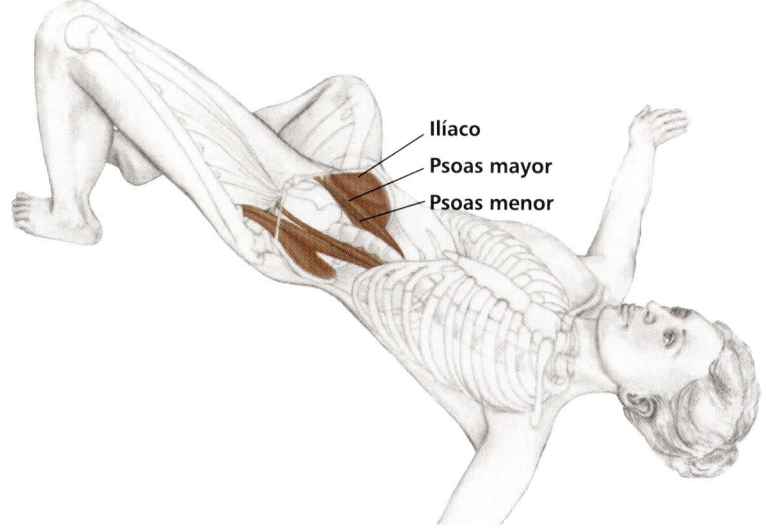

Figura 2.21: elevación de psoas.

4. **Estocadas (estiramiento del corredor)** (Nivel I/II)

Técnica: para empezar, póngase de pie con el pie izquierdo adelantado y el derecho más atrás. Doble la rodilla de delante hasta que quede directamente encima de los dedos de los pies; deslice la pierna derecha hacia atrás hasta que quede paralela al suelo, si es posible. Mantenga los pies rectos y no permita que la rodilla delantera sobrepase los dedos de los pies. La columna está recta y las manos pueden apoyarse en el suelo o en el muslo delantero. *Los flexores de la cadera se fortalecen en la pierna delantera y se estiran en la pierna trasera.* Aguante la postura unos 30 segundos y, después, repítalo del otro lado.

Variación: empuje las caderas hacia delante y baje la rodilla trasera al suelo para estirar aún más el psoas. Profundice en el estiramiento llevando la pierna derecha trasera más allá, levantando el talón del suelo.

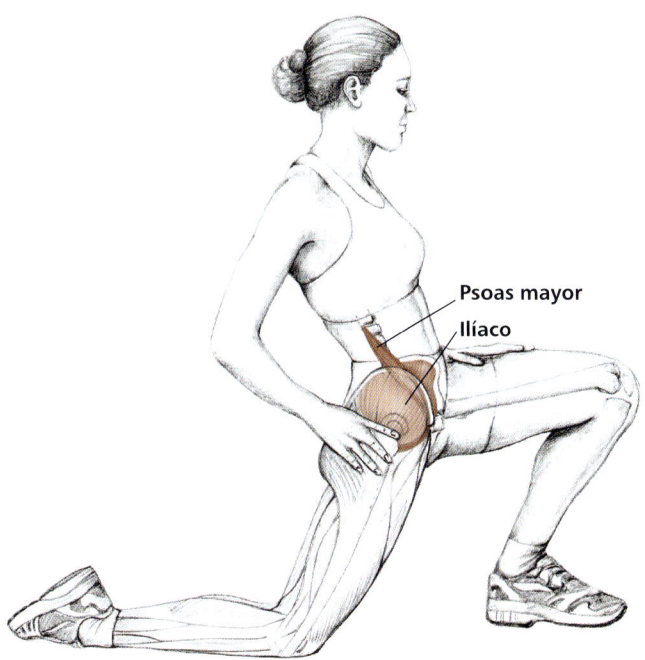

Psoas mayor

Ilíaco

Figura 2.22: variaciones de estocadas (estiramiento del corredor).

Consulte el capítulo 4 de esta parte para los ejercicios de Pilates y la parte III para los ejercicios de yoga, que también fortalecen y estiran la zona del psoas.

Repaso: ¿verdadero o falso?

El psoas es un músculo.
Verdadero. Es, probablemente, uno de los principales músculos esqueléticos. Cuando hablamos del psoas, es importante recordar que normalmente nos referimos al músculo psoas mayor del grupo muscular psoasilíaco

El psoas provoca dolor de espalda.
Verdadero. Aunque puede haber otras razones detrás del dolor de espalda y el psoas no suele ser el principal culpable.

El psoas no es un flexor de la cadera.
Falso. Todavía se está debatiendo. La flexión de la cadera no es la función más importante del psoas, pero, como parte del grupo muscular psoasilíaco y por su trayectoria, el psoas puede ayudar en la flexión de la cadera, dependiendo del movimiento.

El psoas forma parte del núcleo.
Verdadero. Forma parte del núcleo más profundo, ya que está fijado a las apófisis transversas de la columna vertebral lumbar y pasa anteriormente por la pelvis.

No es posible palpar el psoas.
Falso. Puede palparse, pero a riesgo de afectar a otras estructuras y de estimular la respuesta involuntaria de "lucha o huida".

El psoas se mueve en los tres planos.
Verdadero. Puede contraerse mínimamente o estirarse en los planos sagital, frontal y horizontal, pero es, principalmente, un músculo del plano sagital.

El psoas trabaja solo.
Falso. Es, de hecho, extremadamente difícil aislarlo, ya que su acción es sinérgica con la de muchos otros músculos.

El psoas puede estirarse.
Verdadero. En la cadera, cualquier postura que coloque el muslo por detrás de la pelvis conlleva el estiramiento de la parte baja del psoas de ese lado.

El psoas es un agonista más que un estabilizador.
Falso. En la columna lumbar y también mientras viaja hasta el fémur, el psoas se hace más importante como estabilizador y músculo postural.

El psoas es el único músculo que conecta las extremidades superiores e inferiores. ¡Verdadero!

3

El dolor en la parte baja de la espalda

La parte inferior de la columna (lumbar) es un sistema elaborado de nervios, huesos, músculos, ligamentos y otros tejidos que se combinan para crear una de las zonas más castigadas del cuerpo. Sólo en Estados Unidos, el dolor de espalda se ha convertido en una "enfermedad" de proporciones desconocidas que provoca un número infinito de reclamaciones a seguros, desempleo e incapacidad que generan pérdidas de miles de millones de dólares todos los años. Puede ser agudo (a corto plazo) o *crónicamente progresivo*, con síntomas que van desde dolor hasta incapacidad para permanecer de pie y moverse.

Anatomía del área lumbar

La columna lumbar tiene las mismas funciones que el resto de la columna: apoyo, movilidad, conexión, equilibrio y protección. La diferencia radica en su ubicación y tamaño. El área lumbar soporta el peso de la extremidad superior. Las vértebras son más grandes y gruesas para cumplir esta función, pero esto también puede limitar el movimiento. También es parte integral del núcleo.

Hay cinco vértebras lumbares, localizadas aproximadamente en el centro del cuerpo. Dado que son más grandes y gruesas que el resto de los huesos de la columna, también son más pesadas. Tienen una curva *lordótica*, es decir, una curva anterior o hacia el frente, que contrarresta la curva torácica posterior. Los discos (el cartílago que hay entre los huesos) tienen un tercio del grosor de los cuerpos vertebrales, lo que permite la movilidad en la flexión, extensión e inclinación lateral, pero la rotación está limitada debido a la proyección recta, la corta longitud y las características voluminosas de las apófisis espinosas posteriores, junto con la orientación de las carillas (superficies articulares de las apófisis de una vértebra).

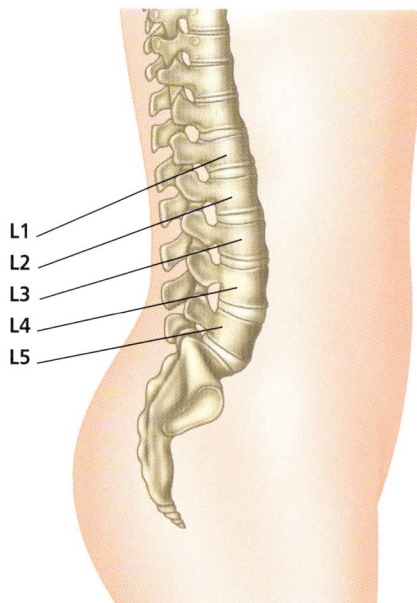

L1
L2
L3
L4
L5

Figura 3.1: la columna lumbar.

Como se ha podido ver en ilustraciones anteriores, el psoas también aquí está ubicado en el centro, con fijaciones en las apófisis lumbares laterales. Por lo tanto, *el psoas se convierte en uno de los principales músculos que pueden afectar al estado de la parte baja de la espalda*, así como al posicionamiento de la pelvis. Tanto la parte baja de la columna como la pelvis son interdependientes: deben estar equilibradas y alineadas entre sí para funcionar correctamente. Cualquier incongruencia afectará a otras áreas, desde la parte superior de la columna hasta los pies, e incluso puede provocar tensión en la mandíbula. En esencia, todo el cuerpo se ve afectado, pero, sobre todo, la parte baja de la espalda.

Las causas del dolor de espalda son difíciles de determinar en cada caso. A continuación se recoge una lista de las fuentes de dolor más comunes:

- Mala postura
- Debilidad muscular (abdominales, psoas, erectores de la columna)
- Enfermedades hereditarias
- Daño repentino
- Problemas en los discos vertebrales
- Edad
- Sobrepeso
- Desórdenes nerviosos

Aunque el dolor de espalda puede darse en todas las edades, nacionalidades y géneros, el grupo principal está entre los 30 y los 60 años. Se ha investigado mucho para intentar explicar las razones por las que se han generalizado tanto los problemas lumbares, y se ha llegado a la conclusión de que un estilo de vida cada vez más sedentario unido a ejercicio vigoroso intermitente es uno de los principales culpables.

Ejercicios de psoas y suelo pélvico para ayudar a la parte baja de la espalda

Se trata de una rutina de 10 minutos de nivel I (dependiendo de la lesión) para la parte baja de la espalda. Todos los ejercicios se realizan en decúbito supino sobre el suelo y pueden hacerse a diario.

Calentamiento: túmbese boca arriba con las rodillas dobladas y los pies apoyados en el suelo. Respirando profundamente, active el transverso del abdomen mientras exhala profundamente ("cinchando la cintura") para estabilizar la parte baja de la espalda/pelvis.

1. Inclinaciones pélvicas: incline la pelvis hacia delante y hacia atrás lentamente 5 veces (página 23).
2. Estiramiento: tumbado boca arriba, tire de las rodillas hacia el pecho; sujételas un minuto como máximo, respirando profundamente.*
3. Estiramiento: cruce un tobillo sobre la otra rodilla doblada y desplace las piernas de un lado a otro 5 veces, con los brazos abiertos a cada lado. Cambie las piernas y repita. Para ver una variación, consulte la página 31.

La respiración es importante. Una sesión privada con un instructor cualificado le ayudará a respirar adecuadamente y también servirá para corregir cualquier problema de alineamiento o uso incorrecto.

PARTE 1

Capítulo 3 – El dolor en la parte baja de la espalda

4. Articulación vertebral: el medio puente (página 42). Apriete los isquiones (Kegel) para añadir trabajo antes de enrollar la columna.
5. Estabilización y fortificación de la columna: este ejercicio incorpora trabajo del psoas y el flexor de la cadera. Túmbese boca arriba, y suba y baje una pierna (no más de 30 centímetros) 5 veces. Mantenga la columna y los abdominales estirados y la pelvis estable. Repítalo con la otra pierna. No haga las dos piernas a la vez, ya que eso pondría demasiada presión en la parte baja de la espalda. Puede darse la vuelta y hacer lo mismo en decúbito prono, asegurándose de que el núcleo está activo.
6. Estiramiento con las piernas cruzadas: este estiramiento es para la articulación sacroilíaca, el piramidal y los músculos de la parte baja de la espalda. Túmbese boca arriba y cruce una rodilla sobre la otra (con los muslos juntos). Ruede lentamente al lado contrario de la pierna de arriba y mantenga la posición aproximadamente 10 segundos, y, a continuación, ruede al otro lado y aguante 10 segundos. Cambie las piernas y repita.

Enfriamiento: posición de descanso constructiva (páginas 20-22).

Causas del dolor de espalda: situaciones

Situación 1: el atleta de fin de semana

La mayoría de las personas de esta categoría no lo admitirían. Nadie quiere confesar que ya no es un atleta serio que entrena casi todos los días de la semana.

Ya sean estudiantes o profesionales, hay millones de personas que pasan más tiempo sentadas que moviéndose. El tiempo es algo que hay que tener en cuenta, ya que el ritmo de la vida diaria, en el trabajo, la familia, los traslados diarios y los estudios (por citar algunos), consume un tiempo preciado que también se podría utilizar para cuidar de nosotros mismos.

La gestión del tiempo es importante y la falta del mismo ha dado lugar a una nueva industria de cursos, vídeos y similares para aconsejar y enseñar a, por lo general, personas inteligentes cómo gestionar sus vidas diarias. Todos somos culpables, porque todos permitimos que muchas cosas se interpongan en nuestra salud. No se puede pasar por alto demasiado tiempo el estado físico de nuestro cuerpo, porque pueden surgir lesiones como el dolor de lumbares.

Situación 2: niños

Hoy en día ya casi todo el mundo es consciente de la tendencia creciente a la obesidad infantil. En Estados Unidos, un país con mucho donde elegir al alcance de la mayoría de la población, una alimentación incorrecta y una vida sedentaria han acabado por afectar a la salud de nuestros hijos.

En 2009, Michele Obama, como primera dama, escogió este problema como ocupación central de su tiempo en la Casa Blanca a través del programa "Let's Move". Mediante los esfuerzos combinados de padres, niños, profesores, líderes y profesionales médicos, y la atención nacional, se espera que sea posible frenar esta epidemia. Es necesario incluir la actividad física en el proceso, ya que el sobrepeso puede afectar y afecta a la parte baja de la espalda, entre otras cosas.

Situación 3: el estudiante aventajado

Se trata de la situación contraria a las dos anteriores por lo que respecta al movimiento. En este libro, por *alumno aventajado* entendemos el loco del deporte, el que entrena demasiado. Como ejemplo, es el cuerpo de las personas "tipo A", aquellas que, por lo general, no saben cuándo hay que parar. Posiblemente hagan ejercicio todos los días durante horas. El cuerpo se fatiga, pero esta persona sigue adelante, lo que acaba afectando a la propia fisiología de articulaciones y músculos. Pueden sobrecargarse en extremo, sin tomar suficientes nutrientes como para seguir funcionando correctamente.

Y de ahí la historia siguiente.

Historia del psoas: el caso de la tableta de chocolate huidiza

Dr. Gary Mascilak, médico quiropráctico, fisioterapeuta y entrenador personal*

El doctor W es un hombre de 28 años que acudió a mi consulta por dolor lumbar. Los estudios indican que 8,5 de cada 10 personas, en algún momento de su vida, sufrirán algún episodio de dolor en la parte baja de la espalda que acabará por alterar sus funciones diarias.

El reto para los profesionales de la salud es siempre determinar la causa de los síntomas del paciente. Es casi un trabajo detectivesco: busco pistas en su forma de entrar en mi consulta, en cómo se sientan mientras hablo con ellos, en cómo mueven su torso en las diferentes direcciones y, sobre todo, en cómo se agachan. La movilidad de las caderas, la flexibilidad de la musculatura de la extremidad inferior y la fuerza del núcleo son sólo algunas de las áreas críticas que deben evaluarse.

El componente más importante del examen médico es un historial meticuloso. El doctor W parecía agitado durante este proceso y yo no creía que su reacción se debiese únicamente al dolor. Cuando, educadamente, le pregunté si no se sentía cómodo, me dijo que estaba frustrado porque las dos últimas semanas no había sido capaz de hacer su vida "normal". Parecía estar muy en forma, así que le pregunté si el deporte era una de esas cosas que no había podido hacer últimamente, ya que los individuos que entrenan habitualmente y, de repente, por alguna razón, tienen que parar se ven químicamente

*El doctor Gary Mascilak es el director clínico y copropietario del Integrated Health Professionals, un centro de rehabilitación multidisciplinar de Sparta (Nueva Jersey). Es doctor en quiropráctica y fisioterapia, especialista certificado en fortalecimiento y acondicionamiento, y médico especializado en ortopedia. Lleva ejerciendo más de 23 años, y ha tratado una amplia variedad de lesiones ortopédicas y deportivas, desde atletas profesionales hasta adolescentes, y otras personas en cualquier etapa entre ambos. Ha dado conferencias por todo el país sobre técnicas de rehabilitación, y ha publicado en periódicos y revistas profesionales, como Runner's World *y* Sports Illustrated.

privados de su opiáceo natural, esas endorfinas que les hacen sentir bien, y por lo tanto se sienten un poco "enfadados".

Como también tenía la impresión de que el doctor W podía ser una persona del tipo A, creí que era imperativo entender en qué consistía su rutina deportiva, ya que realizar un ejercicio incorrectamente o una excesiva cantidad de un determinado ejercicio pueden ser los causantes de desequilibrios musculares y de la subsiguiente sintomatología. Cuando el doctor W indicó que hacía 1000 abdominales al día (2 series de 500), supe inmediatamente que había descubierto un componente clave de su dolor. El examen físico reveló un síndrome facetario lumbar, una enfermedad en la que las articulaciones de la parte baja de la espalda se ven comprimidas e irritadas. El arco cóncavo normal (lordosis) de la parte baja de su espalda se había acentuado y era excesivo. La evaluación reveló una marcada rigidez de los flexores de ambos lados de la cadera, y una excesiva sensibilidad a la palpación del psoas bilateralmente. Además, el examen evidenció una importante debilidad de los abdominales inferiores y del glúteo mayor, lo que no debería suceder en alguien que entrena casi dos horas al día, cinco veces a la semana. Me dio una lista de los ejercicios que hacía y, cuando le pedí que me describiera uno de esos 1000 abdominales que hacía a diario, indicó un movimiento abdominal básico.

Los ejercicios del doctor W estaban lejos de ser una rutina equilibrada y, desde luego, no eran adecuados para corregir los desequilibrios musculares ya existentes, que, de hecho, eran los causantes de sus lesiones reiteradas. Como suele suceder, para hacer sus abdominales, utilizaba principalmente los flexores de la cadera para compensar su debilidad abdominal. Aunque se pueden hacer abdominales siguiendo las instrucciones adecuadas, estando en buena forma y sabiendo cómo trabajar correctamente la musculatura del núcleo (incluidos el suelo pélvico y el abdominal inferior —transverso del abdomen—), yo prefiero entrenar la pared abdominal con diferentes tipos de ejercicios que permiten activar adecuadamente los músculos estabilizadores antes mencionados, y prevenir la hiperactividad de los flexores de la cadera y el psoas, y la compensación.

Son preferibles los abdominales inversos a los abdominales estándares, ya que en los primeros hay que llevar las rodillas todo lo posible al pecho, lo que permite colocar el psoas en una posición en la que ayuda a flexionar la cadera y evita que los músculos abdominales realicen la acción principalmente en la columna (el movimiento de acercar las rodillas al pecho y levantar la parte baja de la columna del suelo). Evidentemente, se necesitan instrucciones adecuadas y un seguimiento hasta que se domine la forma.

En este paciente, se procedió a liberar los flexores de la cadera trabajando los tejidos blandos y se le instruyó sobre los ejercicios de estiramiento del psoas adecuados en los tres planos de movimiento. Además, se le dieron ejercicios e instrucciones para fortalecer sus músculos glúteos, abdominales inferiores y del núcleo.

En entre tres y cuatro semanas, estos ejercicios redujeron el arco excesivo de la espalda del doctor W y se alivió su dolor de espalda. Como médico que había intentado autotratarse durante más de un mes sin sentir mejora alguna, el doctor W me preguntó cómo había averiguado las causas de sus síntomas tan rápido. Le dije que, después de examinar todas las pistas con lógica, sobre todo su historial, me pareció elemental que no estaba realizando los abdominales correctamente (y no... el apellido del doctor W no era Watson).

Hay muchas más situaciones, claro está, pero las tres anteriores son muy corrientes. Se pueden encontrar ejercicios y posturas para aliviar el dolor lumbar a lo largo de todo este libro. El apéndice "La sociedad de la flexión de cadera" también puede resultar una ayuda valiosa.

En el capítulo siguiente veremos un programa de acondicionamiento más específico de Pilates, y cómo éste trabaja el psoas y la parte baja de la espalda (en exceso si no se realiza correctamente).

Lo más importante que hay que recordar en cualquier programa de ejercicios es:

El equilibrio muscular es clave para la salud del cuerpo.

Repaso: ¿verdadero o falso?

El dolor de espalda es una enfermedad.
Verdadero. Se trata de un desorden específico que se puede convertir en una dolencia médica que afecta a muchas personas y que, por lo tanto, es una enfermedad.

La columna lumbar es la parte baja de la espalda.
Verdadero. Hay cinco vértebras lumbares que, como una sola área, se curvan anteriormente y conforman la parte principal de lo que se llama "lumbares".

La columna lumbar se considera pequeña.
Falso. Aunque sólo incluye cinco vértebras, los cuerpos vertebrales lumbares son más grandes y pesados que los del resto de la columna.

La columna lumbar puede moverse en los tres planos.
Verdadero. Es cierto en cuanto a las secciones móviles de la columna, aunque cada área tiene sus limitaciones. En la columna lumbar, la rotación es mínima debido a las características de las apófisis y carillas óseas.

Debería forzarse la rotación como acción articular de la zona lumbar.
Falso. Dado que la acción de rotación es mínima en la parte baja de la espalda debido a su configuración ósea, forzar cualquier movimiento más allá de lo normal puede resultar perjudicial. (Profesores de yoga y estudiantes: ¡cuidado con la torsión vertebral en esta área!)

La lordosis es una enfermedad.
Falso. Lordosis es un término que se utiliza para indicar una curva cóncava o anterior de la columna vertebral, y es la curvatura correcta para las áreas lumbar y cervical. Si la curva lordótica es excesiva, puede provocar problemas, pero el término en sí indica una posición normal.

El psoas mayor y la columna lumbar están conectados.
Verdadero. Los tendones del psoas proximal están fijados a las cinco vértebras lumbares.

El psoas se considera un músculo abdominal.
Falso. Junto con el cuadrado lumbar, conforman la pared abdominal posterior, pero el psoas no es uno de los cuatro abdominales primarios.

El psoas es uno de los músculos principales que afectan a la parte baja de la espalda.
Verdadero. Dado que se encuentra y está fijado ahí, si no está bien, puede dar lugar a dolor lumbar.

Permanecer sentado puede provocar problemas en la parte baja de la espalda.
¡Verdadero! - Consulte el apéndice sobre la "sociedad de la flexión de la cadera".

4

El psoas y el Pilates

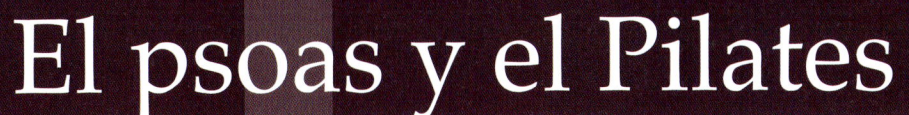

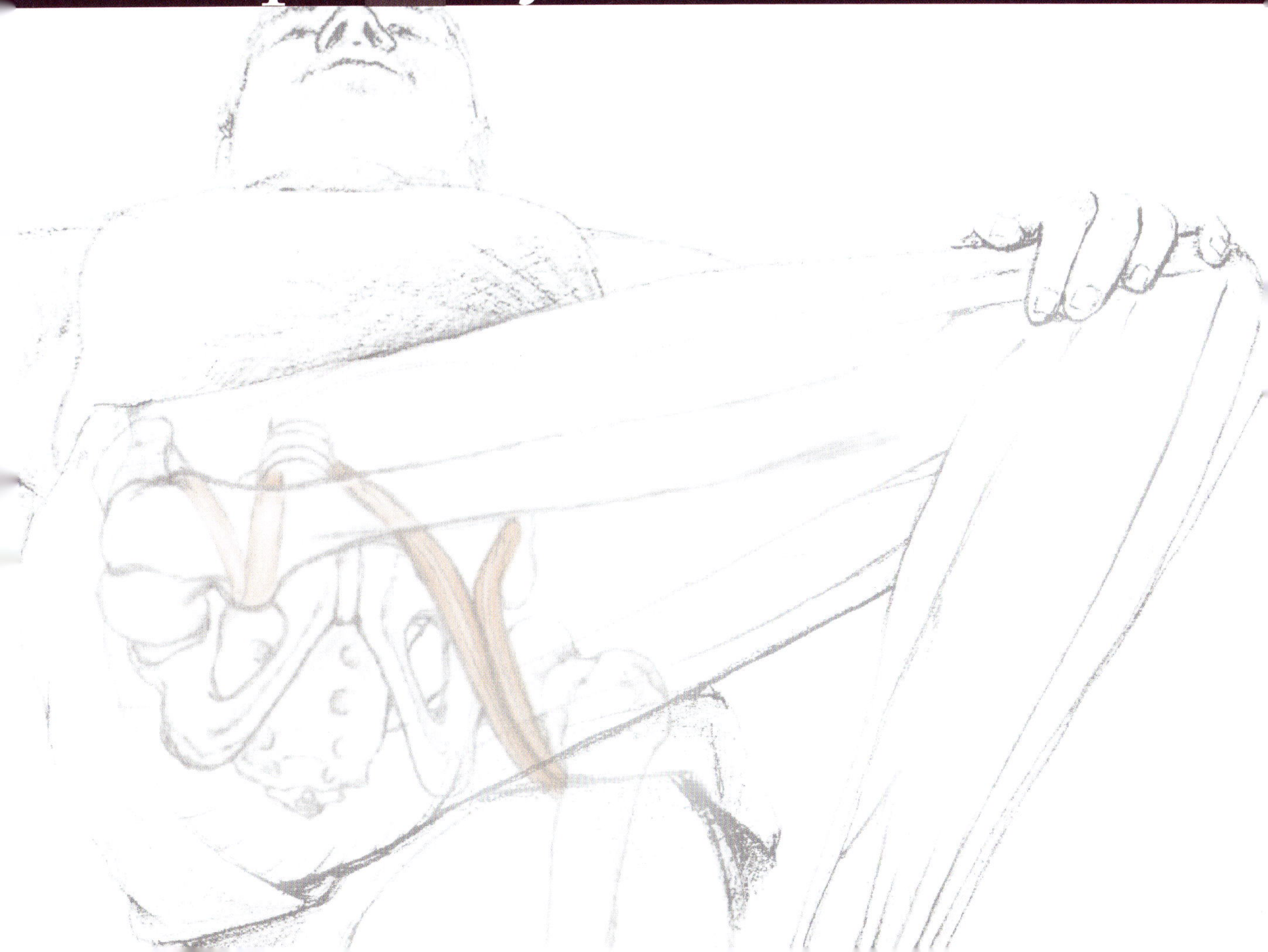

Todo este capítulo está dedicado al Pilates, ya que se ha convertido en un programa de entrenamiento popular y extendido. Si la enseñanza es correcta, un instructor de Pilates certificado puede guiar con eficacia a una persona o clase, prestando especial atención a la prevención de lesiones, corrección de la postura corporal y realización de un trabajo muscular dirigido. El psoas está muy involucrado en ello, a veces hasta el fracaso. El instructor debe dirigir al alumno correctamente, explicando las curvas vertebrales neutras y no forzando el alisamiento de la parte baja de la espalda contra la superficie. *Utilizar la expresión "del ombligo a la columna" sólo es una imagen que puede ayudar a activar los abdominales y hacer que el psoas caiga hacia la columna y, luego, se estire; la compresión no es una buena idea.* **Si se fuerza el núcleo, no queda libertad de movimiento. Se necesita práctica para encontrar la calidad de movimiento necesaria para conseguir una fluidez sin restricciones. Es un proceso que puede durar toda una vida.**

¿Por qué Pilates?

Una rutina de Pilates se basa en conceptos de alineamiento corporal (como postura general y durante los ejercicios), equilibrio muscular o carencia del mismo, fuerza y flexibilidad, y todos ellos son áreas en las que interviene el psoas, dependiendo del movimiento. Este apartado se concentrará en la función mecánica del psoas en relación con los ejercicios de suelo específicos del Pilates "clásico".

En casi todas las rutinas de Pilates se incluyen flexiones/extensiones de cadera y columna, en las que puede actuar el psoas, no en soledad, pero sí de forma integrada. Se sabe que el psoas es un flexor de la cadera porque forma parte del grupo muscular psoasilíaco y tiene una fijación en la columna lumbar, donde todavía no se conoce a ciencia cierta su función. Pero el psoas interviene principalmente en la rutina de Pilates debido a su función de unión entre la extremidad superior e inferior. Esto lo convierte en un músculo central del núcleo junto con los abdominales, el cuadrado lumbar y otros extensores vertebrales, aunque es el único que conecta con la pierna. En todos los ejercicios, estos músculos deben ayudarse entre sí para realizar su función en relación con el movimiento y la colocación corporal. Si el psoas tiene que ser el único estabilizador, no estará lo suficientemente libre como para poder ser receptivo. Cuando la pelvis está estable, el psoas puede centrarse en "lo suyo".

El Pilates es un programa de entrenamiento excelente con leves inconvenientes: biomecánicamente, hay mucha flexión de cadera y no tanto estiramiento como mucha gente cree. Sin embargo, hay "extensión" en cada ejercicio, lo que puede compensarlo. También existe la posibilidad de hacer trabajar el núcleo *en exceso*. Los músculos que se usan en exceso tienden a estar rígidos y el núcleo necesita respirar.

En cada ejercicio de Pilates es esencial marcar las pautas de la respiración, así como conocer los principios básicos del control de cuerpo y mente, un centro estable, un flujo equilibrado, conciencia cinestésica y movimiento sin tensión. La resistencia muscular, así como la fuerza, se optimizan cuando se hace Pilates correctamente, con precisión e intención. Es necesario encontrar un instructor de Pilates que comparta este enfoque y que tenga un conocimiento profundo del cuerpo humano para no provocar lesiones.

Rutina de suelo clásica de Pilates para principiantes: moverse sin tensión

Enumerados por orden de realización en la clase, los ejercicios siguientes permiten trabajar el psoas. Tenga en cuenta que la mayoría de los ejercicios de suelo de Pilates (excepto el Cien) se repiten cinco o seis veces, poniendo especial énfasis en un movimiento lento y controlado.

1. **El Cien:** el psoas se fortalece mínimamente como flexor de la cadera y de la columna lumbar y como extensor de la parte baja de la columna, así que es uno de los músculos que se activan en este ejercicio. Cuando las piernas están rectas en un ángulo de 90 grados y la pelvis está fija, el psoas ayuda a estabilizar la columna y trabaja secundariamente con el ilíaco al bajar las piernas a 45 grados. Durante el ejercicio, el psoas también flexiona la columna lumbar superior, junto con los abdominales, y estabiliza la posición flexionada mientras los brazos realizan 100 golpecitos. Se tiene que prestar especial atención a no flexionar la región lumbar inferior mientras la columna permanece neutra.

   El Cien puede empezar como ejercicio de Nivel I si se mantienen las rodillas dobladas y, posteriormente, se puede pasar a la versión Nivel II que se ha explicado anteriormente (piernas a 45 grados).

Técnica: túmbese boca arriba, flexione la columna con los pies apoyados o no en el suelo y las rodillas dobladas (piernas rectas y/o más abajo en la variante más avanzada); se ha de mantener la posición y el "100" indica cuántas veces se han de "bombear" los brazos (los brazos se mantienen rectos a ambos lados del cuerpo). Esta posición también fortalece los músculos de la parte anterior del cuerpo.

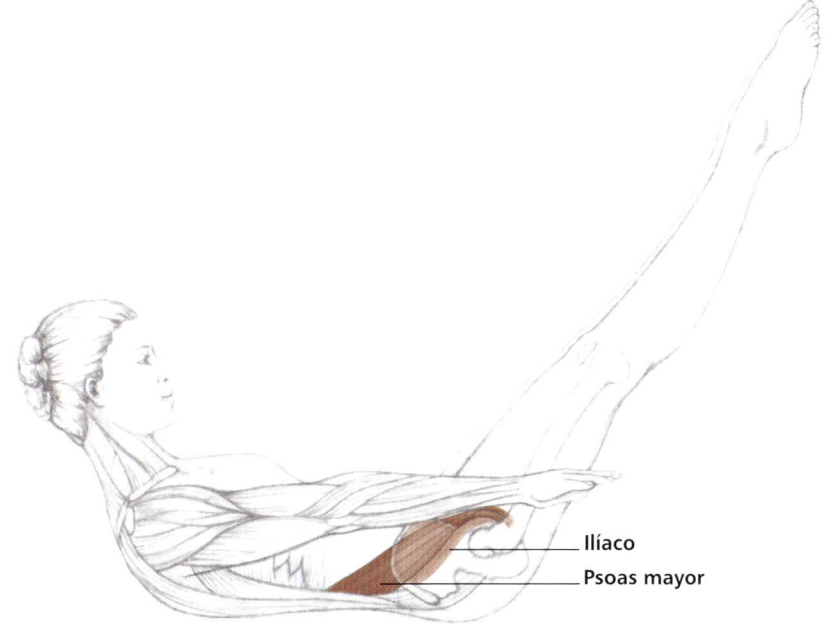

Ilíaco

Psoas mayor

Figura 4.1: El Cien de Pilates, Nivel II.

2. **El enrollamiento hacia delante:** el enrollamiento hacia delante, otro buen ejercicio para trabajar el psoas, hace que este músculo se contraiga más durante la segunda mitad del ejercicio, cuando los abdominales empiezan a trabajar menos contra la gravedad mientras el cuerpo se coloca en una posición más de flexión de cadera y columna. Hay un momento en el que el psoas se asienta en la columna mientras responde al movimiento.

El enrollamiento hacia delante se suele hacer en los inicios de las clases básicas de Pilates, pero, después de impartir clases durante tanto tiempo, esta autora opina que un enrollamiento con las piernas rectas y los brazos hacia delante es, de hecho, un movimiento intermedio para muchas personas. Empiece con las rodillas dobladas, los talones en el suelo y las manos conectadas al mismo para ayudar a la parte baja de la espalda y aumentar la conciencia muscular, permitiendo que ambas partes del cuerpo (¡y del psoas!) trabajen en igualdad mientras se realiza el enrollamiento. El enrollamiento hacia atrás es igual de importante.

Si el ejercicio resulta fácil y la espalda responde bien, se puede hacer el enrollamiento con las piernas estiradas.

En la figura se muestra el Nivel II, que sólo puede hacerse si abdominales, psoas y músculos integrales están lo suficientemente fuertes.

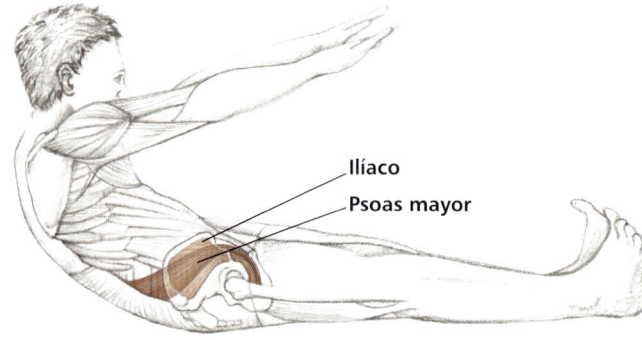

Ilíaco
Psoas mayor

Figura 4.2: el enrollamiento hacia delante, Nivel II. Mantenga los hombros bajos y hacia atrás mientras estira los brazos hacia delante.

> *Dado que los músculos psoas son responsables de tantas funciones, es fácil que terminen sobrecargados y demasiado fatigados. El concepto más importante que se debe recordar es que el psoas necesita actuar correctamente en todas sus funciones, y no hay que limitarse a ejercitar su potencia y tensión.*

3. **Círculos con una sola pierna:** es un ejercicio muy interesante para el psoas. Los extensores vertebrales, los abdominales y el suelo estabilizan la columna. El psoas ayuda en el área lumbar. Levante una pierna a 90 grados y realice círculos de un lado a otro, de arriba abajo y de adentro afuera, completando las acciones de aducción, extensión, abducción y flexión de la cadera (es decir, *circunducción*); también se puede añadir rotación. El psoas mayor actúa como agonista mínimo en la articulación de la cadera al formar parte del grupo muscular psoasilíaco, y estabiliza la columna.

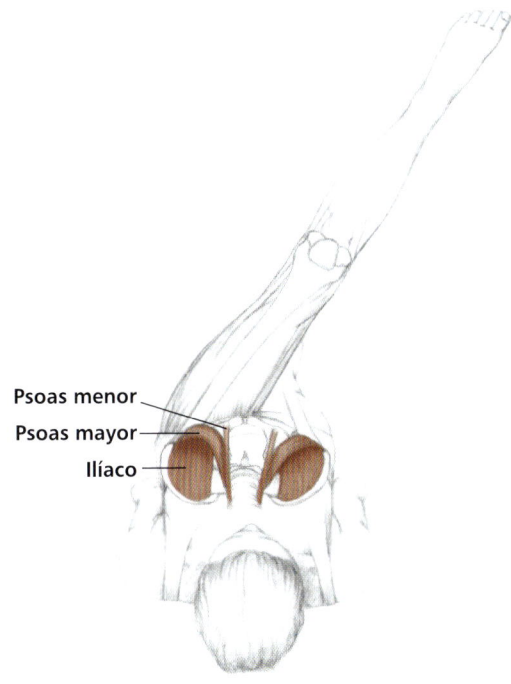

Psoas menor
Psoas mayor
Ilíaco

Figura 4.3: círculos con una sola pierna.

4. **Rodar como una pelota:** partiendo de una posición de flexión completa de cadera y columna, el objetivo de este ejercicio es controlar la posición mientras se rueda sobre la parte baja y media de la columna sobre la colchoneta. Aunque es un ejercicio divertido, algunas columnas son demasiado huesudas para practicarlo o sufren lesiones que impiden rodar, así que hay que hacerlo con cuidado si no resulta cómodo. El psoas ejerce de estabilizador, sobre todo para conseguir el equilibrio justo detrás de los isquiones. El trabajo aumenta al volver de rodar a la posición de equilibrio.

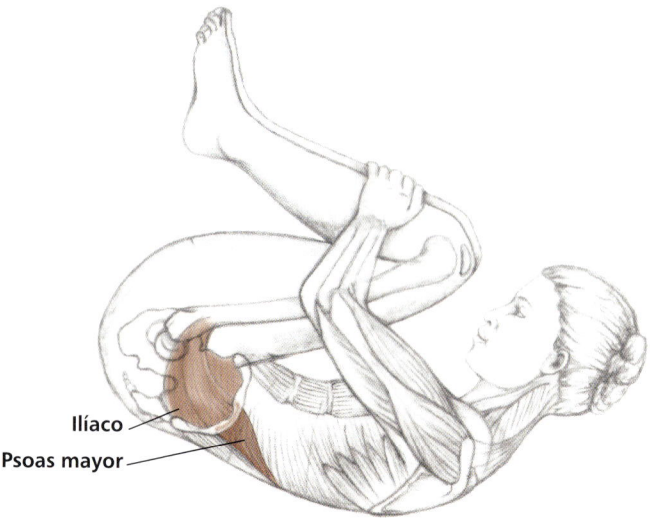

Ilíaco
Psoas mayor

Figura 4.4: rodar como una pelota.

Los siguientes cinco ejercicios (del 5 al 9) se denominan series abdominales. Cada ejercicio se repite 5-8 veces, con un flujo continuo durante las repeticiones.

5. **Estiramiento de una sola pierna:** el psoas funciona como un flexor leve de la cadera y parte de la columna, pero se activa de forma importante al pasar de una pierna a otra. Se trata de un ejercicio de Nivel I, donde la concentración está en el núcleo; el trabajo de la cadera es secundario.

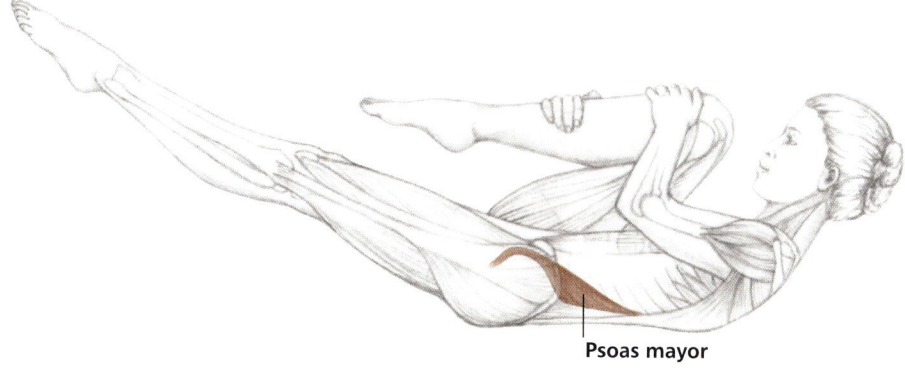

Psoas mayor

Figura 4.5: estiramiento de una sola pierna.

6. **Estiramiento de las dos piernas:** este ejercicio es una versión más difícil del estiramiento de una sola pierna, ya que ambas piernas se extienden al mismo tiempo, sin usar los brazos. Este sistema avanzado de hacer palanca hace que el psoas trabaje duro como conector mientras los abdominales se encargan de la estabilización. Es un ejercicio difícil si no se tienen buenos abdominales y psoas.

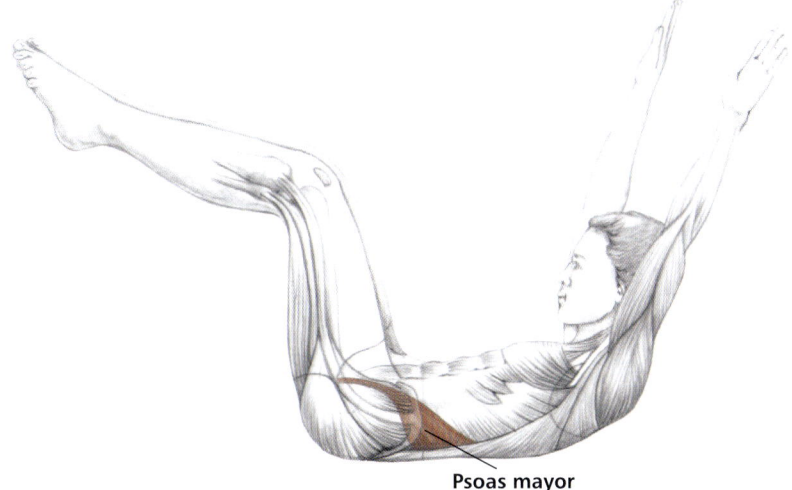

Psoas mayor

Figura 4.6: estiramiento de las dos piernas.

7. **La tijera:** es un ejercicio útil para el estiramiento de los isquiotibiales, pero el psoas también se activa levemente tanto en la flexión como en la estabilización de la cadera y la columna mientras se cambia de pierna. Estirar los brazos hacia delante en vez de sujetar la pierna aumenta la dificultad del ejercicio.

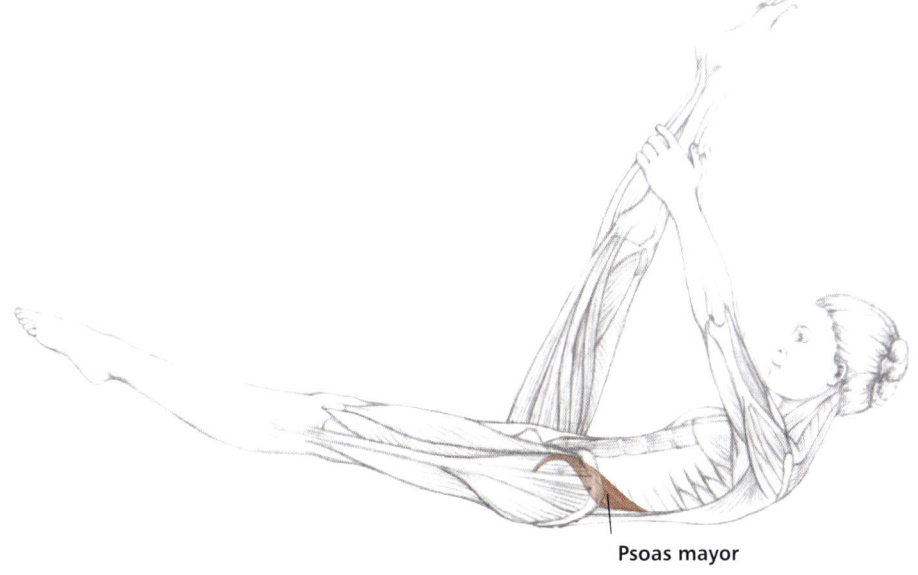

Psoas mayor

Figura 4.7: la tijera.

8. **Bajadas de piernas:** el nombre describe el movimiento. Bajar las piernas a partir de una posición de 90 grados hace trabajar el psoas como estabilizador de la columna lumbar, y volver a colocar las piernas en la posición de inicio contrae todo el grupo muscular psoasilíaco junto con el resto de los flexores de la cadera; trabajar en contra de la gravedad con el peso de ambas piernas no es algo fácil de hacer. Para ayudar a la parte baja de la espalda, doble las rodillas levemente como en un ejercicio de Nivel I y proteja el área sacra colocando las manos debajo. Intente mantener la columna neutra. Puede levantar la cabeza y los brazos del suelo para añadir resistencia.

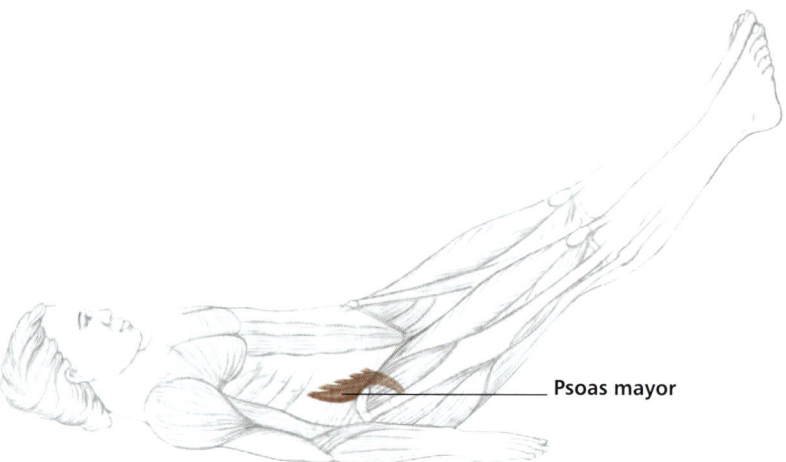

Psoas mayor

Figura 4.8: bajadas de piernas.

9. **Flexiones entrecruzadas:** es otro ejercicio para trabajar el psoas, pero se centra más en los músculos oblicuos del abdomen. El psoas actúa como estabilizador de la columna inferior y como flexor de la cadera, aunque mínimamente. El psoas se activará como músculo profundo del núcleo mientras la persona pasa de una pierna a la otra. No empuje el cuello con las manos; toque levemente la parte trasera del área cervical y mantenga los codos hacia fuera, no hacia dentro.

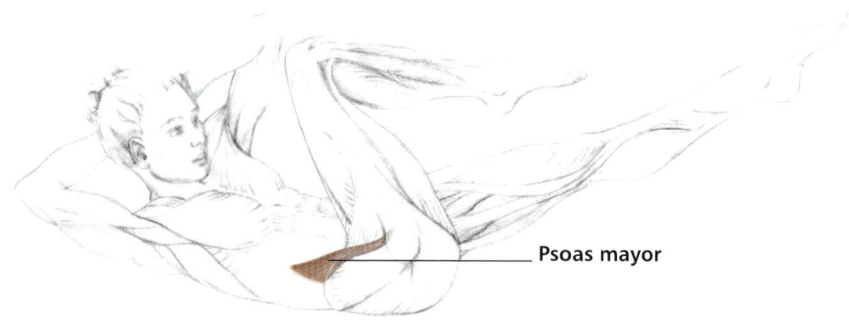

Psoas mayor

Figura 4.9: flexiones entrecruzadas.

10. **Estiramiento de columna:** en el estiramiento de columna, se produce una flexión de cadera y columna, lo que puede activar el psoas, pero la columna se extiende en contra de la gravedad en la segunda mitad del ejercicio, cuando se vuelve a posición vertical. Por lo general, el psoas se activa junto con el grupo muscular transverso-espinoso para apoyar la extensión de la columna en el proceso de subida desde la posición flexionada. Sentarse con la espalda apoyada en la pared ayuda a la sensibilización; mantenga los hombros hacia abajo mientras extiende la columna.

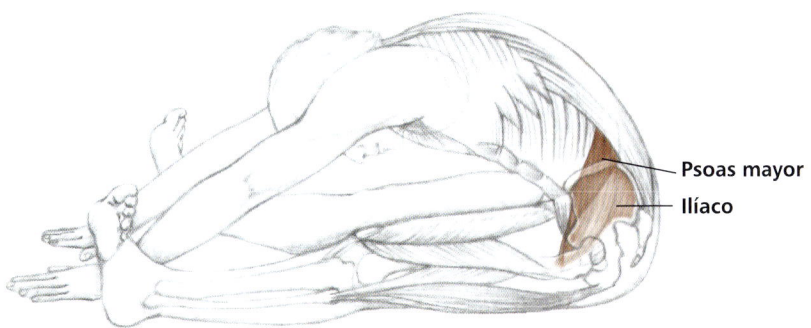

Figura 4.10: estiramiento de columna.

Tenga en cuenta que los ejercicios anteriores ocupan aproximadamente la mitad de una clase de Pilates de suelo clásica y que hasta este momento no se ha realizado mucho estiramiento de la zona del psoas. Por ello, esta autora introduciría aquí el siguiente ejercicio de estiramiento.

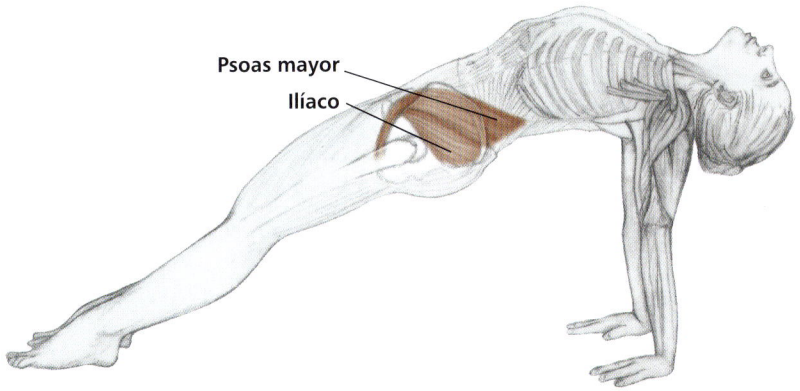

Figura 4.11: Purvottonasana (plano inclinado).

11. **El sacacorchos:** el psoas es el músculo que más trabaja durante todo este ejercicio, como estabilizador en algunas posiciones y como agonista en otras. En este ejercicio, difícil para la mayoría de las personas, hay que hacer círculos con las piernas juntas, mientras cabeza, columna y pelvis permanecen estables en el suelo. Si es posible, levante las caderas al final del círculo, activando no sólo el psoas, sino también los músculos pélvicos profundos. El ejercicio Kegel (capítulo 2), que consiste en "apretar" los isquiones el uno contra el otro, puede hacerse aquí si se levantan las caderas al final.

    No se aconseja colocar las piernas en un ángulo inferior a 45 grados respecto al suelo. Poner las manos bajo el sacro puede ayudar a la parte baja de la espalda.

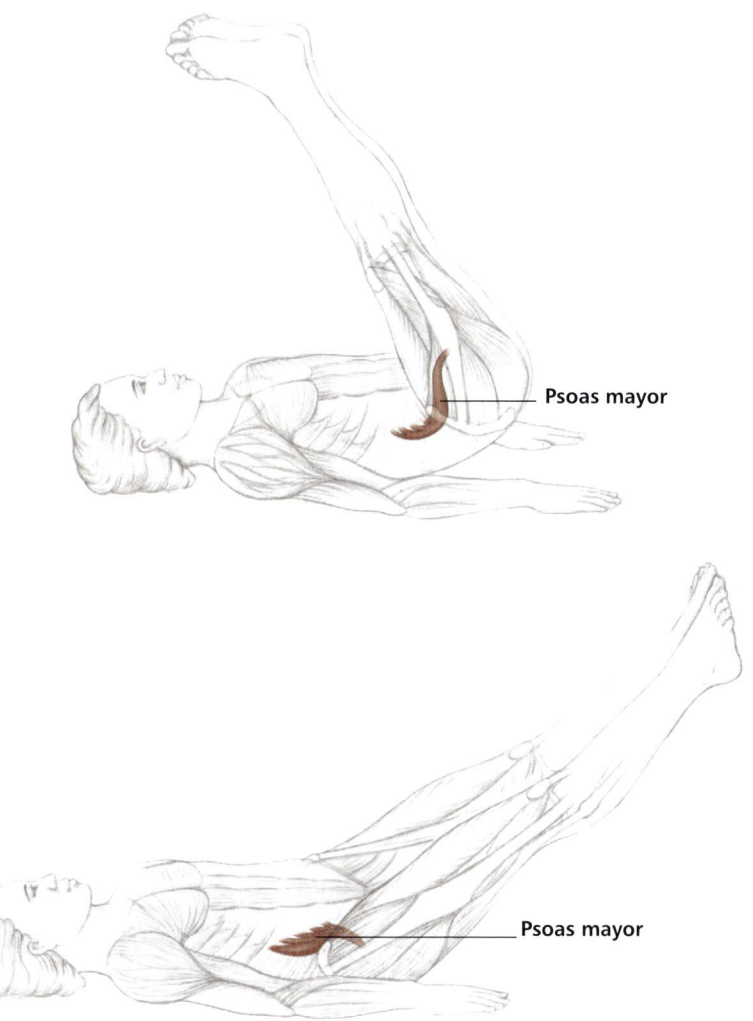

Psoas mayor

Psoas mayor

Figura 4.12: el sacacorchos.

12. **La sierra:** es parecido al estiramiento de columna, pero añadiendo una rotación de la columna, en la que el psoas funciona muy bien como estabilizador y extensor de la columna lumbar contra la gravedad. Es uno de los ejercicios más específicos del sistema Pilates, donde se debe prestar total atención a la alineación, el posicionamiento y el control del núcleo en todo el movimiento; no consiste en tocarse los dedos de los pies.

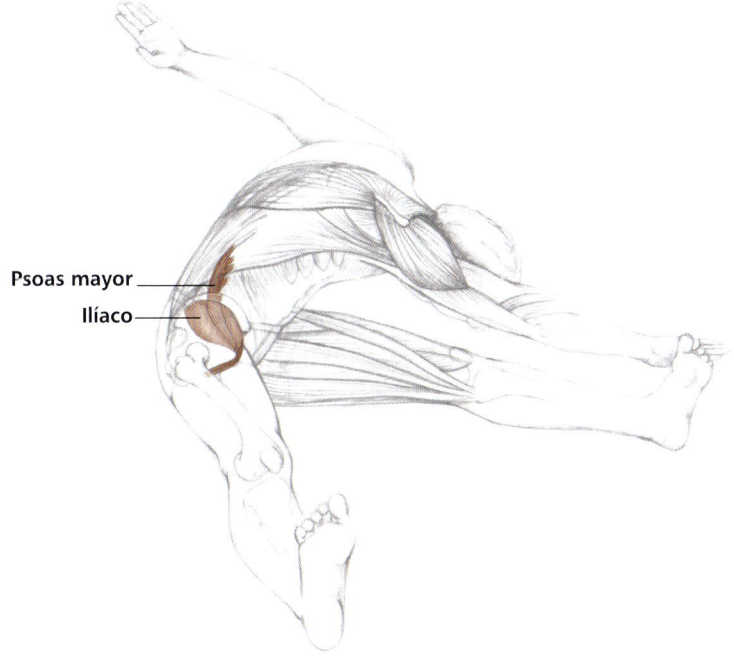

Psoas mayor

Ilíaco

Figura 4.13: la sierra.

13. **Preparación al cisne:** ¡Y por fin estiramos el psoas! La primera parte de este ejercicio enfatiza la elevación de la extremidad superior mientras la mitad inferior del cuerpo permanece en el suelo. Este ejercicio estira la parte frontal de la cadera, en la que el psoas se ubica distalmente. El psoas también ayuda a la estabilización de la parte baja de la columna.

La segunda parte del ejercicio consiste en levantar la extremidad inferior mientras la mitad superior del cuerpo permanece en el suelo, lo que también estira el psoas en la parte frontal de la cadera. La función del psoas de apoyo en la columna lumbar también se activa.

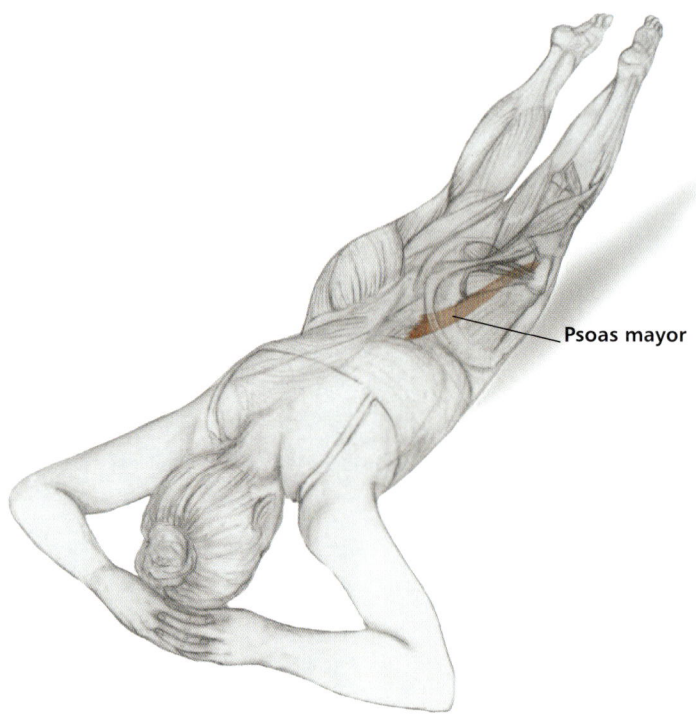

Psoas mayor

Figura 4.14: preparación al cisne.

14. **Patadas con una sola pierna:** el psoas se estira levemente en la parte frontal de la cadera cuando se está en decúbito prono, apoyado en los codos, y se van doblando las rodillas alternativamente. Los músculos del núcleo, sobre todo los abdominales y el psoas superior, sostienen la parte inferior de la columna mientras está contraída.

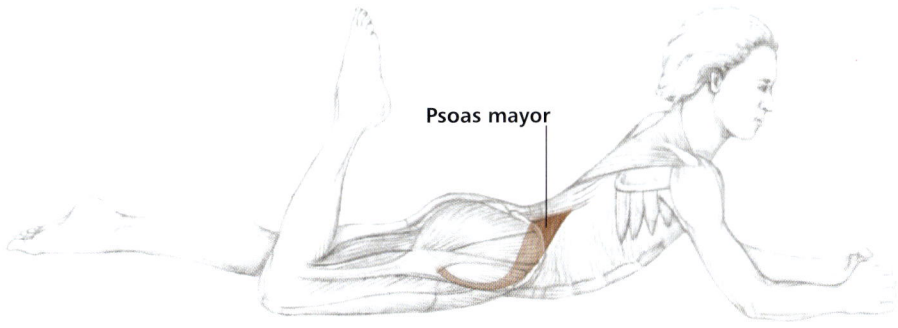

Figura 4.15: patadas con una sola pierna.

15. **El niño:** es una de las pocas posturas en reposo de la clase de Pilates en suelo para principiantes. Estira la parte baja de la columna mediante la elongación de los músculos, entre los que se incluye la parte superior del psoas. Es una postura de relajación.

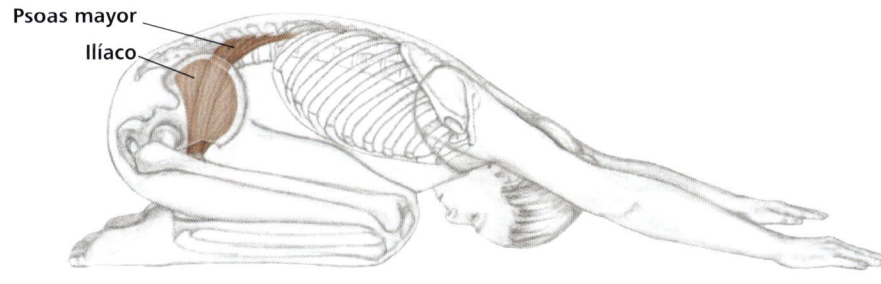

Figura 4.16: el niño.

El psoas mayor ayuda a la estabilización del núcleo en los ejercicios siguientes. La posición del brazo para cualquier ejercicio en el que haya que tumbarse sobre el costado es: Nivel I, cabeza apoyada en el brazo de abajo extendido con la mano de arriba por delante del pecho; Nivel II: levante el torso y apóyelo en el antebrazo de abajo doblado por el codo, como se puede ver en la figura 4.17; el Nivel III se muestra en la figura 4.18. Por lo general, se hacen cinco lentas repeticiones de piernas en cada ejercicio.

16. **Elevaciones de la pierna izquierda:** este ejercicio se centra en las acciones de la articulación de la cadera en las que el psoas no está activo, como la abducción y la aducción. Si se realiza una rotación externa de la pierna, se puede incorporar el psoas para una pequeña extensión, como se puede ver, por ejemplo, en la figura siguiente. Añada un movimiento circular de la pierna para conseguir mayor dificultad y trabajo.

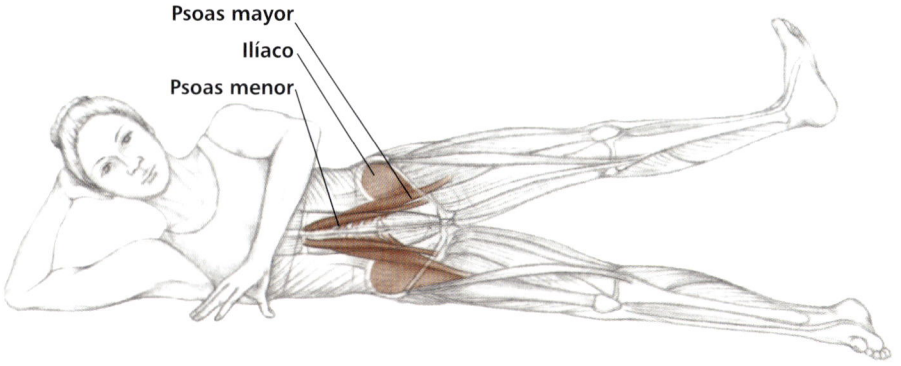

Figura 4.17: elevaciones de la pierna izquierda.

17. **Patadas laterales de piernas:** este ejercicio es estupendo para el psoas, ya que tiene que trabajar para mantener el torso estable mientras ayuda como flexor de la cadera. Tumbado sobre el costado, dé dos patadas hacia delante con la pierna de arriba (flexión de cadera) y, después, estírela hacia atrás, extendiendo la cadera. Esta última acción estira el psoas.

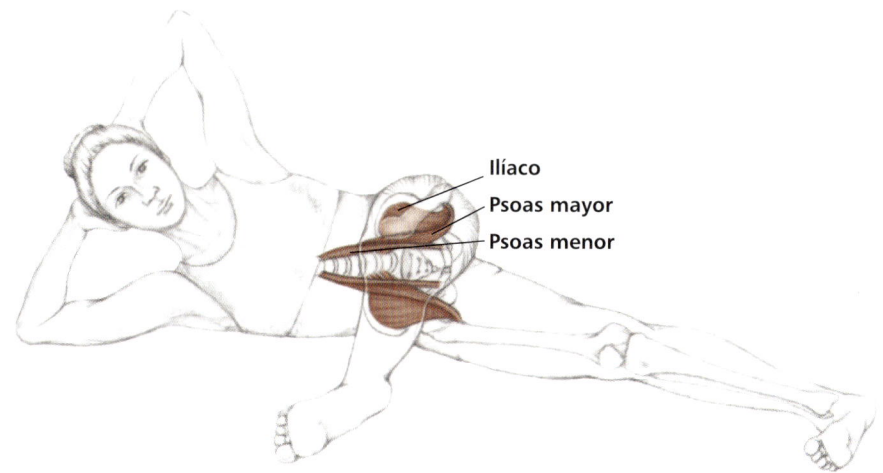

Figura 4.18: patadas laterales de piernas.

18. **Elevaciones de la pierna de abajo:** poniendo el énfasis en levantar la pierna de abajo contra la gravedad, se fortalecen los aductores de la cadera. El psoas aquí actúa sobre todo como un estabilizador durante la extensión vertebral.

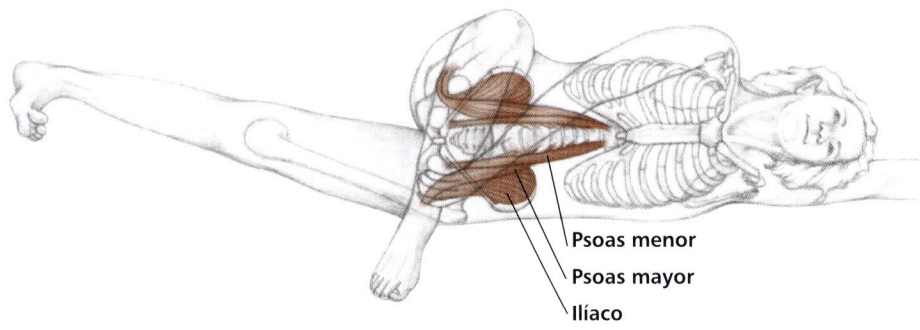

Psoas menor
Psoas mayor
Ilíaco

Figura 4.19: elevaciones de la pierna de abajo.

Estiramientos: dos estiramientos que se podrían hacer aquí serían el **medio puente** (para los flexores frontales de la cadera como el psoasilíaco) y el **estiramiento con las piernas cruzadas**, vuelto (para los rotadores externos de la cadera, glúteos y TIT, y los extensores de la parte baja de la columna).

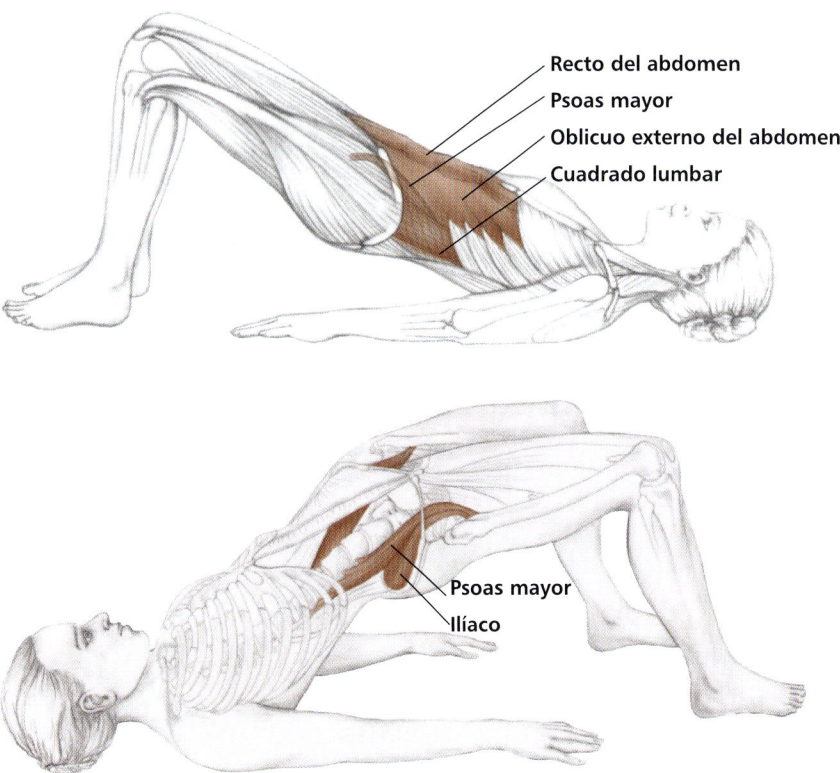

Recto del abdomen
Psoas mayor
Oblicuo externo del abdomen
Cuadrado lumbar

Psoas mayor
Ilíaco

Figura 4.20: el medio puente.

Estiramiento con las piernas cruzadas: otro estiramiento clásico es el estiramiento con las piernas cruzadas. Túmbese boca arriba, cruce el tobillo de la pierna de trabajo sobre la otra rodilla y tire del muslo de abajo hacia el pecho con ambas manos.

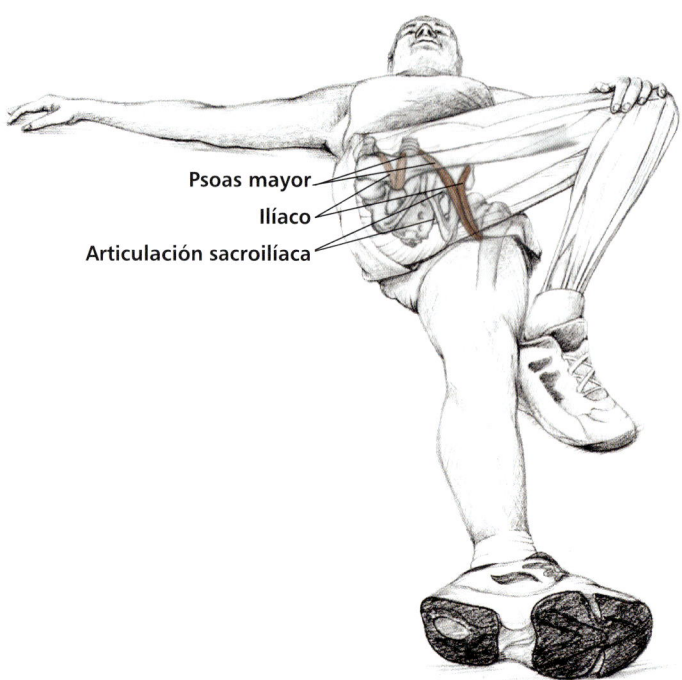

Psoas mayor
Ilíaco
Articulación sacroilíaca

Figura 4.21: estiramiento con las piernas cruzadas.

19. **El medio *teaser*:** dado que se trata de una rutina en suelo para principiantes, el *teaser* normal no se realiza porque suele ser demasiado difícil para los novatos. En Nivel I, no extienda ambas piernas mientras esté tumbado en el suelo (sólo una, levantada a la altura de la rodilla); mantenga la otra pierna doblada, con el pie apoyado en el suelo. Apriete los muslos el uno contra el otro mientras rueda arriba y abajo, lentamente y con control. Cambie de pierna tras 3 repeticiones.

Este ejercicio permite al psoas trabajar en la parte de la pierna estirada y actuar como estabilizador en la parte de la rodilla doblada.

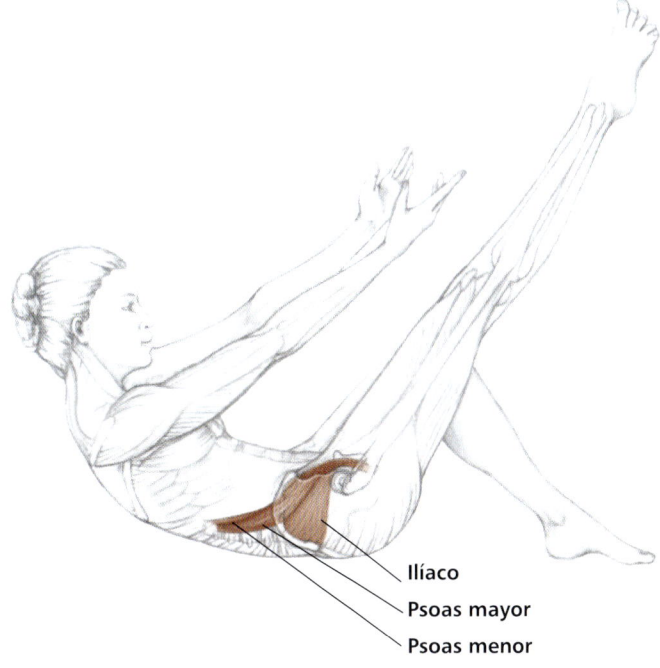

Ilíaco
Psoas mayor
Psoas menor

Figura 4.22: el medio teaser.

20. **La foca:** partiendo de una posición sentada, se flexionan las caderas y la columna, con las manos sujetando la parte exterior de los tobillos, y las rodillas hacia los lados, con los talones juntos. El psoas actúa como estabilizador y músculo central a lo largo de la mayor parte del ejercicio. Ruede hacia arriba y abajo por toda la columna tres veces, aplaudiendo con los pies al empezar y terminar de rodar para hacerlo más divertido. (Parecido al 4. Rodar como una pelota, en la página 58, con rotación de cadera hacia fuera incorporada.)

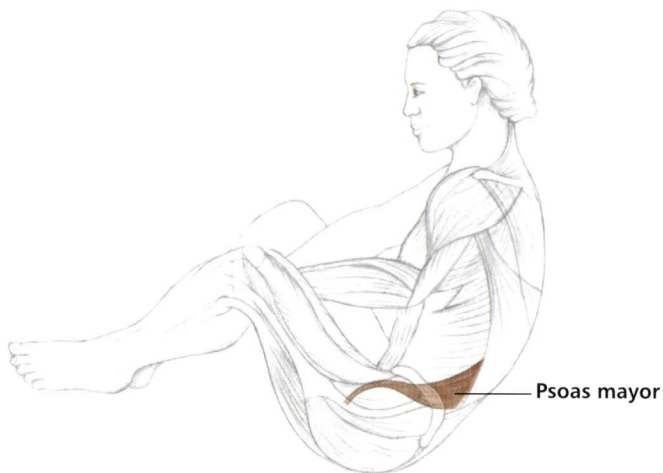

Figura 4.23: la foca.

21. **El final:** partiendo de una posición de pie, ruede hacia abajo, hacia el suelo, con las rodillas levemente dobladas, ande con las manos y adopte una posición de apoyo frontal. Se pueden añadir flexiones. Vuelva a andar con las manos hacia atrás, hacia los pies, activando el núcleo e intentando no rebotar. Incorpórese. El psoas ayuda a estabilizar el núcleo durante todo el proceso.

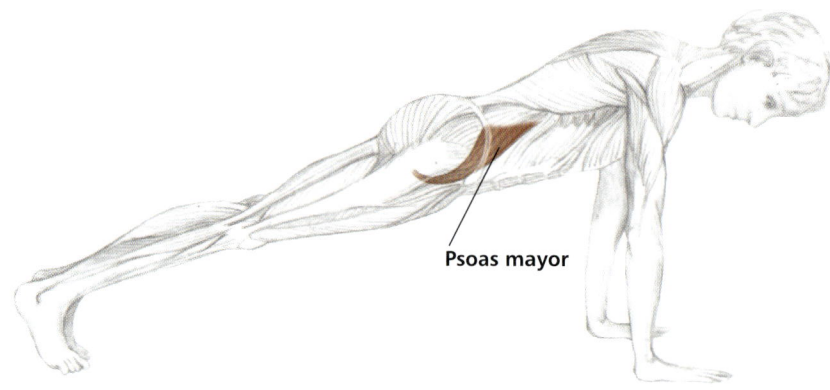

Figura 4.24: el final.

El psoas sólo puede mantener una respuesta saludable si otros músculos del núcleo se activan correctamente. Demasiado estrés durante un ejercicio repetitivo puede provocar desequilibrios y agotamiento.

Nota sobre el equipo de Pilates

Máquinas de Pilates

Las máquinas que se pueden utilizar para el Pilates pueden ir desde solamente un *reformer*, hasta otras como las sillas Wunda y alta, el trapecio, el Cadillac, el barril con escalera, el bastón de Pilates, la torre y otros. Es esencial tener un buen instructor profesional de Pilates para que le guíe durante toda la rutina. Se trata de un entrenamiento intenso y concentrado que incorpora el psoas como estabilizador y como agonista en la mayoría de los ejercicios. Preste especial atención durante la clase de suelo de Pilates para centrarse en el esfuerzo muscular correcto y así no sobrecargar el psoas.

Otra equipación

Utilizar aros, bandas, pelotas, barras, cuerdas, rulos, resortes, etc., puede resultar ventajoso, ya que se añade resistencia a la rutina. La integridad física original aprendida en una clase básica de suelo, si se mantiene, puede ser de gran ayuda cuando se añade equipación.

Esta autora considera que el Pilates es eficaz, pero no por sí solo.

Una rutina de Pilates, junto con el yoga, andar y nadar, o incluso el levantamiento de pesas no muy pesadas, es una gran forma de conseguir el equilibrio sin que se interrumpan los sensibles mecanismos corporales al añadir fuerza o impacto.

PARTE 1

Capítulo 4 – El psoas y el Pilates

Parte 2:
El psoas y
las emociones

Las emociones se han ido desarrollando durante millones de años de evolución. Son la respuesta humana a la naturaleza y, en cierta forma, nos protegen del dolor. Cuando tenemos miedo, nos protegemos del riesgo físico o psicológico. Si el temor es extremo, puede volverse destructivo. Estos sentimientos se localizan en el cerebro y están asociados a la supervivencia. Forman parte de la conexión del cerebro con el sistema nervioso, que está unido al psoas.

Conexiones –

La memoria somática:
la conexión barriga/cerebro

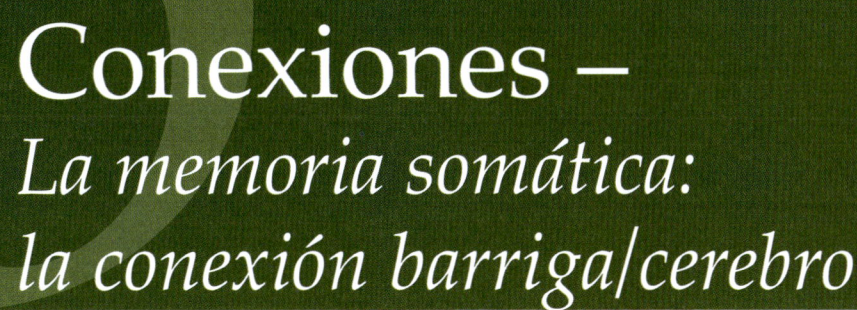

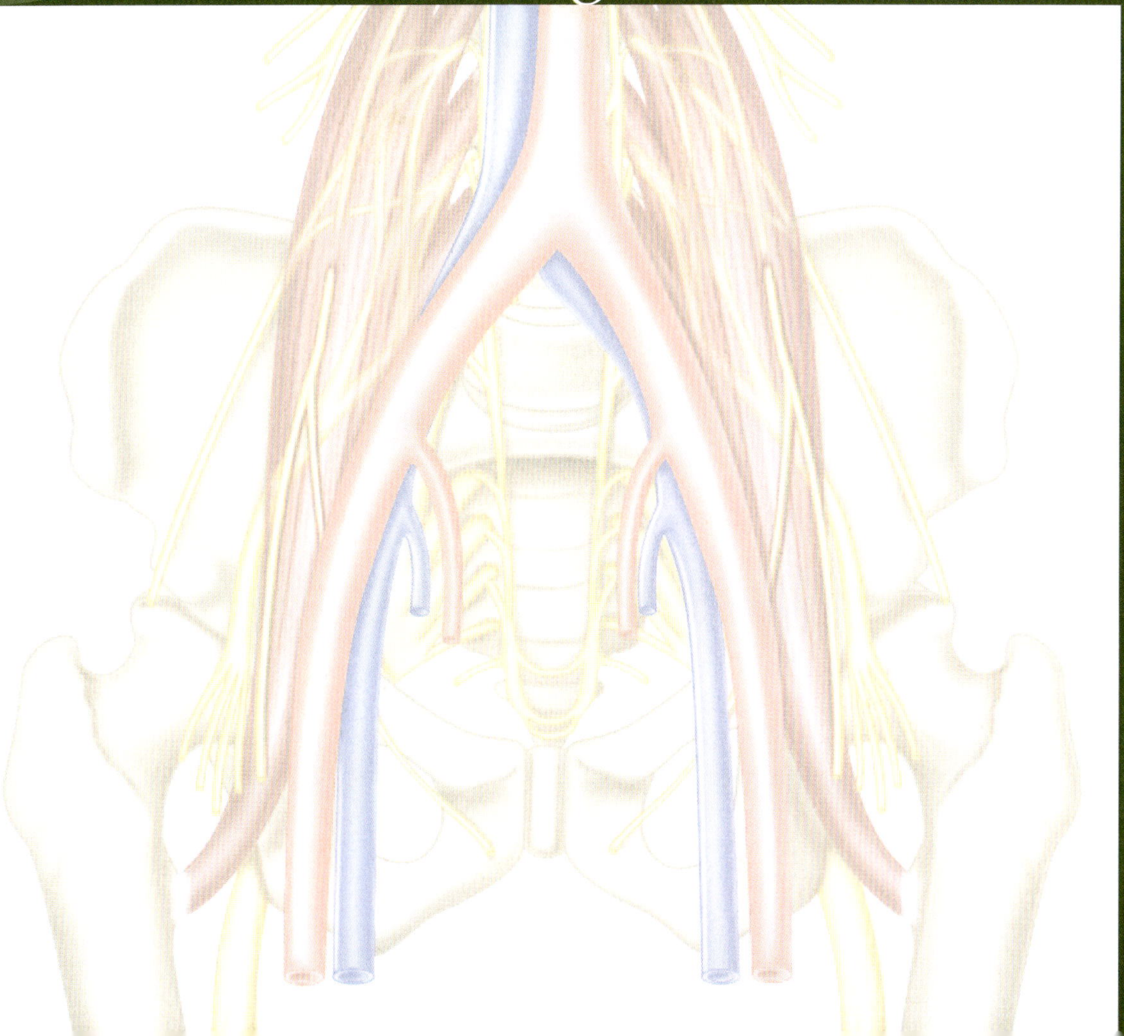

La memoria somática

La somática es una ciencia del cuerpo; expresiones como *memoria somática* o *inteligencia somática* hacen referencia a la inteligencia del cuerpo. Ahora se sabe que las personas pueden tener recuerdos de acontecimientos traumáticos integrados tanto en el cuerpo como en el cerebro. Los profesionales de la somática creen en la inteligencia innata del cuerpo y facilitan la conciencia individual de esto a través del ejercicio físico y por otros medios. La integración de cuerpo, mente y sentimientos para permitir al sistema de comunicación no verbal corporal responder de una forma saludable es clave para una vida sana. La sanación somática pasa por entrar en contacto con el "sexto sentido" (respuesta intuitiva) para permitir el avance en la salud y el bienestar personal. Consiste en escuchar las experiencias inmediatas, no las intenciones planificadas ni los mensajes verbales. Esto no es algo fácil de conseguir en el mundo actual.

¿Y qué tiene que ver todo esto con el psoas? Si nos retrotraemos a la Parte 1, podemos ver cómo la ubicación profunda y la conexión del psoas afectan a los sistemas nerviosos central y periférico. Dado que la memoria del estrés traumático desempeña un papel fundamental en los patrones de comportamiento, ésta puede ubicarse en el psoas mayor como órgano de percepción. La afectación del psoas puede provocar tensión, insensibilidad y dolor. Su liberación puede iniciar el proceso de sanación.

La reacción de "lucha o huida" es una respuesta del sistema nervioso *simpático*; la respuesta de relajación para el descanso y la recuperación se realiza a través del sistema nervioso *parasimpático*. Cuando se experimenta un estrés abrumador, este proceso saludable se ralentiza. La energía reprimida se acumula en el cuerpo como recuerdo y puede acabar apareciendo en forma de síntomas físicos. Cuando se trata de un trauma repetitivo o no resuelto, puede desencadenar una enfermedad.

Entre los diferentes desórdenes emocionales posibles están:

- Trastorno por estrés postraumático
- Trastorno por estrés agudo
- Adicciones
- Síndromes (una simple búsqueda en Internet proporciona una lista inmensa)
- Depresión
- Regresión
- Fobias (miedo a)
- Ataques de pánico
- Ansiedad
- Trastorno obsesivo-compulsivo
- Trastornos del sueño
- Pesadillas

Se trata de trastornos de la mente, y deben evaluarse para diferenciar entre disfunción cerebral y otras fuentes de problemas emocionales. En cualquier caso, pueden incrustarse en el cuerpo. Se ha escrito mucho sobre el psoas y su conexión con nuestras respuestas innatas a las emociones. No estoy de acuerdo con los expertos, pero sí que creo que:

> *Si trabajar con un músculo puede aliviar estos problemas, podría reducirse el uso de medicación para el trauma causado.*

La conexión barriga/cerebro

Basta con decir que todo está conectado a todo. El área de la "barriga" alberga el sistema nervioso entérico, que funciona, en cierta forma, como un cerebro dentro del estómago (intestinos). La conexión barriga/cerebro es una expresión que va captando la atención a medida que se avanza en la investigación para buscar respuestas a la depresión, el autismo y otras enfermedades importantes. El complejo patrón de bacterias que hay en nuestro tracto gastrointestinal y cómo se relaciona con la salud sigue debatiéndose, pero muchos están empezando a creer que estos organismos bacterianos son capaces de enviar señales, comunicarse con otras células, e interpretar y cambiar señales ambientales.

El sistema entérico recibe las señales de los sistemas simpático y parasimpático (los tres forman parte del sistema nervioso autónomo, que controla los órganos y músculos del cuerpo involuntariamente). También hay un sistema nervioso *somático*, para el control voluntario del músculo esquelético. Ambos sistemas conforman el complejo de los nervios periféricos y pueden afectar al psoas como parte del reflejo de "lucha o huida" en caso de emergencia, y de "descanso y digestión" en caso de no emergencia.

Los impulsos del sistema nervioso central (cerebro y médula espinal) pueden denominarse respuestas emocionales o "sentimientos". Éstos pueden crear tensión muscular, lo que afecta al psoas dada su centralidad, como ya hemos visto antes. Por lo tanto, cuando se libera el psoas, pueden surgir emociones como miedo, ansiedad y otras alteraciones acumuladas en el cuerpo. Una vez que estas emociones han aflorado y se han "dejado ir", toda el área puede encontrar el equilibrio y trabajar en armonía.

Guía del sistema nervioso

El sistema nervioso humano controla, a través de las neuronas, las funciones de los diferentes sistemas del cuerpo. Consta de dos partes:

1) **Sistema nervioso central (SNC):** incluye el cerebro y la médula espinal. Este sistema nos permite pensar, aprender, razonar y mantener el equilibrio.

2) **Sistema nervioso periférico (SNP):** localizado fuera del cerebro y de la médula espinal, en las partes periféricas del cuerpo. Este sistema nos ayuda a realizar acciones voluntarias e involuntarias, y a percibir a través de los sentidos. El SNP incluye:

a) **Sistema nervioso autónomo (SNA):** responsable de la regulación de los órganos internos y glándulas; controla las acciones involuntarias. El SNA consta de tres subsistemas:

i) **Sistema nervioso simpático:** activa lo que suele conocerse como respuesta de "lucha o huida". El psoas se considera el músculo de la lucha/huida.

ii) **Sistema nervioso parasimpático:** estimula las actividades de "descanso y digestión".

iii) **Sistema nervioso entérico:** controla el sistema gastrointestinal de los vertebrados.

b) **Sistema nervioso somático (SNS):** lleva la información de los nervios al SNC, y del SNC a los músculos y las fibras sensitivas; está asociado al control muscular voluntario.

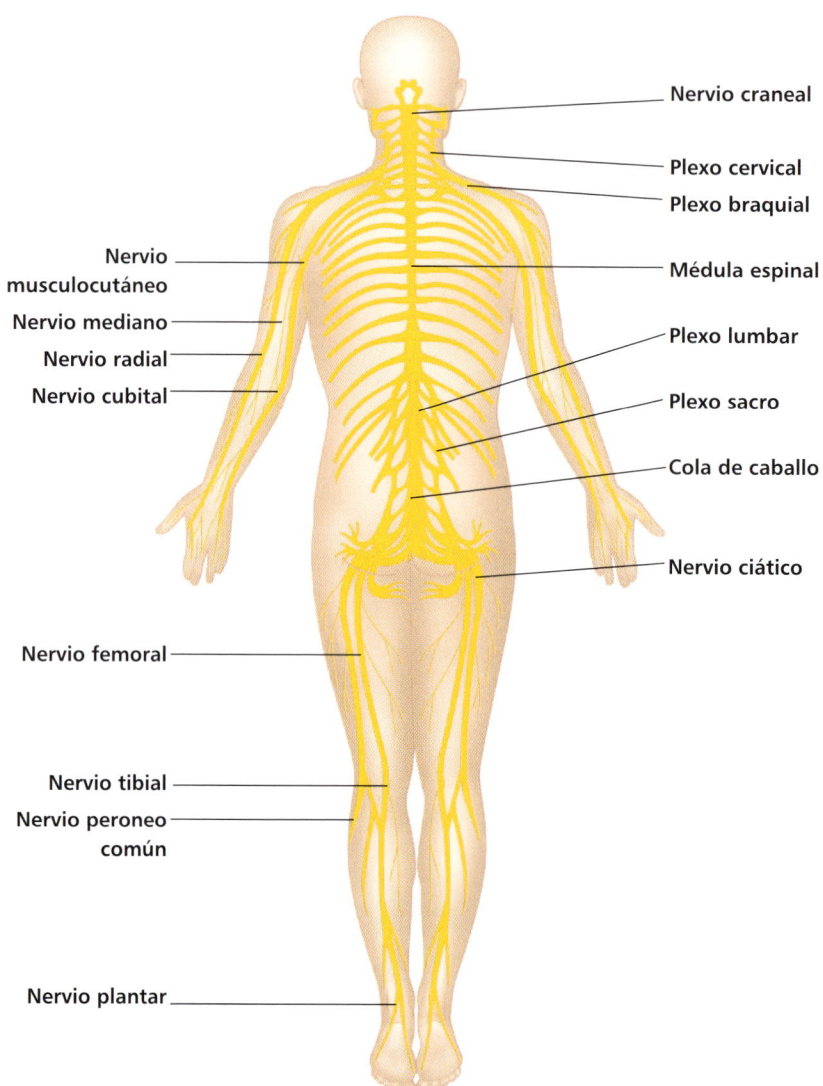

Nervio craneal

Plexo cervical

Plexo braquial

Nervio musculocutáneo

Nervio mediano

Nervio radial

Nervio cubital

Médula espinal

Plexo lumbar

Plexo sacro

Cola de caballo

Nervio ciático

Nervio femoral

Nervio tibial

Nervio peroneo común

Nervio plantar

Figura 5.1: el sistema nervioso.

Cómo educar el psoas para la liberación emocional

¿Se imagina siendo amable con un músculo? ¿Lo hacemos alguna vez? La sociedad dicta que tenemos que ejercitar un músculo hasta la extenuación, ya sea en el trabajo o como forma de ocio. Éste también es el principio fundamental del entrenamiento físico. Pero, con el psoas, deberíamos optar por un enfoque diferente, ya que, seguramente, ya está cansado. *Liberarlo* de tantos quehaceres puede ayudar a aliviar tensiones emocionales e, incluso, traumas escondidos en las profundidades de nuestro cuerpo.

Aprender a liberar el psoas es el principal objetivo de los capítulos 2 y 6. Cuando los músculos están relajados, empiezan a afectar al resto del cuerpo y a la mente. Esto se percibe durante un masaje y otras modalidades de entrenamiento físico y somático suaves, como los Fundamentos Bartenieff. También se experimenta cuando empezamos a quedarnos dormidos. Dar un trato especial al psoas requiere apertura y percepción. Inténtelo con las técnicas siguientes.

Posición fetal
1. Acurrúquese sobre un costado y cierre los ojos.
2. Visualice el psoas mayor en las profundidades del centro del cuerpo, flexible y suave. En esta posición, no está haciendo realmente nada. En vez de estar contraído, está en reposo.
3. Imagínese el psoas como un organismo vivo, que respira, por el que circulan los fluidos y los mensajes de forma involuntaria. Es una parte profunda y central del universo corporal, y merece respeto y amabilidad.

Cómo "acunar" el psoas
1. Empiece a mover suavemente la pelvis, ya sea en posición fetal o tumbado boca abajo; imagínese que acuna a un bebé. Ralentice el movimiento y pare cuando se sienta bien.
2. Visualice las vías de las conexiones musculares (fascia, tendones y nervios) que bajan por las piernas y suben por la columna.
3. Permita que la mente reciba sutiles mensajes tranquilizadores de nutrición y cuidado desde el mismo centro. Tómese su tiempo.

La mente del principiante
1. Recuerde cómo miraba y percibía las cosas cuando era un niño: curioso, despreocupado, honesto, libre... Pensar en una situación concreta puede ayudar.
2. Los niños viven el presente, el momento. Ven y sienten las cosas como son, sin analizarlas ni juzgarlas.
3. Imagine el psoas como si lo viera por primera vez (quizá, de hecho, sea así). Manténgase abierto a nuevas posibilidades. Quizá le lleve un tiempo, ya que tendemos a estancarnos en los viejos hábitos. Los músculos hacen lo mismo. Utilice la sabiduría del cuerpo.

El enfoque de la *mente del principiante* forma parte de las famosas técnicas para la reducción del estrés del Dr. Jon Kabat-Zinn, uno de los expertos originales en medicina del cuerpo y la mente. La clínica para la reducción del estrés del Dr. Kabat-Zinn, en la University of Massachusetts Medical School, se ha convertido en una de las más conocidas del mundo y ha ayudado a millones de personas a gestionar el dolor, la tensión y la enfermedad. Entre sus publicaciones están *La práctica de la atención plena* y *Mindfulness en la vida cotidiana: donde quiera que vayas, ahí estás.*

Todo lo anterior forma parte de la práctica del *mindfulness* o atención plena: prestar atención, sin intentar controlar ni juzgar las cosas, y teniendo paciencia y aceptación. Es una práctica que, si se incorpora al día a día, puede cambiarle la vida. Se puede producir una liberación física y emocional; si la experimenta, déjese ir. Algunas personas prefieren hacerlo con ayuda de un profesional cualificado, mientras que otras prefieren hacerlo solas. De cualquiera forma, puede resultar liberador.

> *Aprender a relajarse es un proceso que puede durar toda una vida; es una forma de crecimiento.*

6

Cuando el psoas contraataca

La tensión muscular está relacionada con el estrés y puede resultar perjudicial. Esto es algo evidente en muchas situaciones, como la tensión en la parte superior de los hombros y cuello provocada por cualquier cosa, desde sentimientos incómodos, hasta conflictos o posturas inadecuadas. Ésta es un área superficial del cuerpo y, por lo tanto, resulta más fácil de ver. Menos conocido es el estrés en los músculos más profundos, como el psoas. El trauma puede quedarse enquistado allí muchos años.

Prácticas para la sanación del psoas

Cuando el psoas se tensa, esto afecta a la postura, la colocación, los andares, la energía y las emociones. Llegar al psoas puede resultar problemático debido a su sensibilidad a otras estructuras próximas, así como a su ubicación profunda. Por lo tanto, es importante que *el individuo realice un entrenamiento natural para liberar y relajar el psoas.*

1. **PDC:** la posición de descanso constructiva puede hacerla cualquiera y, una vez aprendida, se puede repetir todo lo que sea preciso, sin necesitar que un instructor le guíe. Éste y otros ejercicios pueden encontrarse en el capítulo 2 de la parte 1: "Cómo mantener un psoas saludable".

2. **Escaneo corporal:** túmbese boca arriba en un lugar tranquilo, con las piernas y los brazos extendidos. Cierre los ojos y empiece a escanear su cuerpo con la mente, buscando cualquier posible tensión. Empiece por los pies, pasando lentamente por cada articulación y por cada gran grupo muscular; cuando sienta algún punto tenso, quédese ahí y respire hasta eliminar la tensión. Cuando llegue a las caderas, preste especial atención al pliegue inguinal (donde se une pierna y pelvis) y permita que el estrés se vaya, después céntrese en el sacro y empiece a liberarlo. Siga escaneando a través del núcleo y hacia arriba, hasta el cuero cabelludo. Es así de simple.

3. **Tensión/liberación:** empiece en la posición anterior (núm. 2). Empezando por una pierna, arquee los dedos de los pies, contraiga todos los músculos hasta los muslos durante unos segundos y suelte. Repita el proceso en la otra pierna, y luego pase a la zona pélvica, el torso, los brazos y la cara. Por último, descanse, tomando mayor conciencia de la liberación.

4. *Savasana:* es una postura de yoga *(asana)* que se hace al final de la clase. Se trata de una postura de descanso total que, por lo general, se hace tumbado boca arriba, y en la que la persona se libera no solamente de la tensión corporal, sino también de los pensamientos y emociones. La respiración guía a la persona a un estado profundo de relajación y abre el corazón. El psoas también se libera. Vea el final en la parte III.

5. **Meditación:** la meditación se hace mejor sentado, con los músculos flexores de la cadera relajados y la columna extendida para facilitar el flujo de energía. La postura anterior (núm. 4) también se puede utilizar si es necesario abrir los flexores de la cadera.

Los conflictos muy asentados en el psoas pueden ser profundos; se pueden ver claros ejemplos de esto en los siguientes casos prácticos.

Historias del psoas: cirugía, miedo y sanación

Ashley Ludman, terapeuta ocupacional, profesora de yoga[*]

David entró en mi estudio de yoga para su evaluación inicial con dudas. "No estoy muy seguro de lo que el yoga puede hacer por mí", dijo. "La cirugía no parece haber funcionado. Todavía siento dolor."

David es un contratista general de éxito de poco más de 50 años y está muy bien "ensamblado". Llega a su cita antes de tiempo, es organizado y está dispuesto a darle una oportunidad a "esto del yoga" después de que una amiga le sugiriera que viniera a verme para que le diseñara un programa de yoga terapéutico personalizado (su amiga consiguió aliviar su dolor de espalda y sus frecuentes migrañas al poco de empezar a practicar yoga ese mismo año).

Empezamos la evaluación con algunos ejercicios de movimiento. David compartió conmigo los datos de la situación que le había llevado allí. Antes de que la "gota colmara el vaso" cuando se inclinó para coger algo, la incomodidad en la espalda de David se había ido convirtiendo en dolor y su cirujano ortopédico le había sugerido que se operara. Meses después de la cirugía, le permitieron volver a su vida sin restricciones. David estaba preocupado porque seguía sintiendo un dolor molesto en la espalda que limitaba significativamente sus actividades diarias. El doctor le aseguró que la discectomía lumbar se había encargado ya de su disco hinchado, pero David seguía sintiendo un dolor que le impedía hacer surf y que, con frecuencia, le dejaba sin aliento cuando cambiaba de posición bruscamente o sin pensarlo antes.

A medida que iba guiando a David a través de una gama pasiva de movimientos, me di cuenta de que se producía un patrón de retención en la cadera, sobre todo en el psoas y los músculos glúteos. Me habló de otros aspectos de su vida: trabajo, familia, demandas, etc. David era un contratista reputado por sus proyectos de alta calidad y consistencia; tenía mucho trabajo y muchos clientes con altas expectativas. Me dijo que, con frecuencia, tenía que enfrentarse a clientes exigentes que, malhumorados, querían y esperaban que "saltara" ante demandas poco realistas. "He estado lidiando con esto durante años, así que ahora estoy bastante acostumbrado", comentó, haciendo referencia a su capacidad para soportar el estrés de su profesión.

[*] *Ashley Ludman es la propietaria y directora del Seaside Yoga, en Wilmington (Carolina del Norte) y de Nosara, en Costa Rica. Empezó a trabajar como terapeuta ocupacional en 1996. Como monitora y formadora de yoga, domina la filosofía tántrica y la meditación. Es posible ponerse en contacto con ella a través de su página web: www.seasideyoga.com.*

Seguimos hablando mientras le enseñaba algunas posturas simples de yoga. Notaba que sus músculos estaban muy tensos, sobre todo en las caderas. Incluí varias estocadas, y posturas altas y bajas en su programa para abrir el psoas. Aprendió y utilizó la respiración *ujjayi* y, aunque necesitó indicaciones sobre su respiración a lo largo de toda la práctica de yoga, resultó ser una buena herramienta para calmar la mente y tranquilizar su sistema nervioso cuando se tensaba demasiado o se estresaba.

Se movía lenta y metódicamente, intentando hacer todo lo que yo le pedía, pero con cierto grado de miedo que le impedía relajar completamente las posturas. Empezamos a tratar la emoción de miedo subyacente y David habló un poco más sobre su dolor. "Supongo que, en cierta manera, tengo miedo de hacerme mayor y no ser capaz de hacer las cosas que me gustan. Es duro verme limitado por este dolor, sobre todo en el trabajo, porque si no puedo hacer mi trabajo, no podré cuidar de mi familia como yo quiero." Siguió hablando, describiendo el aspecto físico de la limitación. "Siento como si tuviera algo atascado en lo más profundo de mi espalda y, aunque el doctor me asegura que el disco ya está estabilizado, siento como si algo se fuera a romper si lo fuerzo demasiado."

Su percepción de esa sensación visceral era válida y seguimos trabajando para abrir la región lumbar, sobre todo el psoas, con movimientos en las articulaciones vertebrales. Tras varias sesiones, observé que los movimientos de David se estaban haciendo más fluidos. Era capaz de crear conscientemente un mejor equilibrio muscular, incorporando una integración del núcleo más profunda, en vez de disparar el psoas para realizar el trabajo primario de la articulación.

El aspecto que supuso un mayor reto en su práctica a medida que iba progresando fue articular un abdominal completo desde decúbito supino. Empezó lentamente, practicando primero la bajada desde la postura sentada del bastón *(Dandasana)*, centrándose en la extensión del psoas en la dirección de las piernas y la columna durante el ejercicio. Al principio, a medida que progresaba al movimiento recíproco (subir desde decúbito supino), utilizaba las manos para levantarse del suelo. Nos dimos cuenta de que si colocaba una toalla de mano doblada bajo su columna lumbar, tenía mejor acceso al movimiento abdominal completo y eso le permitía limitar el uso de las manos para poder incorporarse.

Y, entonces, sucedió. Un día, David consiguió sentarse, articulando la columna sin esfuerzo ni dolor. Nos miramos mutuamente y se echó a llorar. "Lo siento —balbuceó—. No sé a qué viene esto."

"Es la liberación emocional", le dije. "Nuestros cuerpos tienen formas de guardar las emociones en lo más profundo de nuestras células y, a menudo, la emoción es la causante del dolor. Una vez que soltamos lo que estamos reteniendo, el dolor se va. Es algo bueno. ¿Eres consciente de lo mucho que ha cambiado tu cuerpo?"

"Ahora percibes que hay otra capa de fuerza. Bajo la capa externa de lo que podemos ver, has experimentado una fuerza más profunda que también te permite rendirte al bloqueo y la retención." David salió ese día del estudio de yoga con pasos más ligeros. Su expresión parecía haberse suavizado un poco. Todo su cuerpo se movía con mayor fluidez. Era como si, por fin, se hubiera permitido rendirse.

Unos meses después, cuando por fin David tuvo la oportunidad de aplicar lo aprendido "sobre la colchoneta" fuera de la colchoneta, volvimos a hablar sobre liberarse del miedo. "De hecho, me di cuenta de que, más allá de la emoción de miedo, había un problema de control al que tenía que enfrentarme. No podría controlar todas las situaciones que se me presentaran. Tenía miedo de no ser capaz de controlarlo todo y eso acabó desencadenando el dolor. Por suerte, ahora, soy capaz de notarlo antes de que se enquiste y tengo herramientas para enfrentarlo. No puedo decir que se haya ido por completo porque es un patrón muy profundo en mi vida, pero ahora sé cómo relacionarme con él y cómo relacionarme conmigo mismo."

Yo soy mi propio caso práctico

Jo Ann Staugaard-Jones

Empecé a trabajar en este libro en febrero de 2010, tras más de 30 años de estudio intensivo de danza, Pilates y yoga, y un gusto insaciable por deportes como el softball y la gimnasia en los primeros tiempos, y por el esquí alpino desde la universidad. Veía la vida desde la actividad física y creía fervientemente en la salud y la educación física para todos, siempre en movimiento. A lo largo de toda mi carrera, he buscado diferentes medios de entrenar: Fundamentos Bartenieff, técnica Alexander, Feldenkrais y Body-Mind Centering. Finalmente, como profesora de danza y cinesiología, desarrollé una fuerte defensa de la prevención de lesiones mediante la conciencia. He sufrido mis propias lesiones por sobrecarga (sobre todo, en las rodillas) y he trabajado para tratarlas de forma natural.

El verano anterior, mi articulación sacroilíaca derecha empezó a fallar; se volvió algo crónico, así que busqué tratamiento mediante terapia física y sesiones quiroprácticas. En mi primera visita, indiqué que creía que el punto que fallaba en mi articulación SI estaba directamente detrás del tejido cicatrizal de la parte delantera del cuerpo. Tras la evaluación, el terapeuta estuvo de acuerdo: no sólo estaba relacionado, sino que el tejido cicatrizal había empezado a interferir con nada menos que mi psoas mayor. Había pasado por tres cirugías abdominales a lo largo de mi vida, dos en mi costado derecho y otra por una cesárea.

El problema de la cesárea

El tejido cicatrizal de la cesárea estaba directamente relacionado con mi dolor sacroilíaco. Cada vez que la articulación SI se ve afectada, se puede conjeturar que el psoas también es el responsable y está involucrado de alguna manera. Imagine el problema emocional de la cirugía, así como el impacto de la enfermedad a lo largo del tiempo.

El tratamiento poscesárea es: váyase a casa, y empiece a levantar y mecer al niño, cójalo, cámbielo y siga con sus quehaceres diarios. Y todo esto después de que te hayan cortado los músculos abdominales para sacar al feto. No me prescribieron ningún tipo de terapia física ni ejercicios que seguir, excepto "levántese y muévase". Muchos años después, este despropósito degeneró en restricción de movimiento, mala postura y una multitud de complicaciones. La compensación es un ser humano maravilloso, gracias a Dios.

Las causas de algunas lesiones/enfermedades se establecen en las "incisiones", que, en realidad, son heridas en el propio cuerpo. Entre las incisiones de la parte baja del abdomen están las cesáreas, las apendicectomías, las histerectomías abdominales, la cirugía por hernia inguinal y la abdominoplastia. Estas operaciones no sólo afectan a los músculos, sino que también dañan los nervios. Las laparoscopias son menos invasivas, pero también tienen sus consecuencias.

Mi tratamiento supuso muchas horas de manipulación y presión en el tejido cicatrizal y el psoas. Al principio, el psoas reaccionó con muchísimo dolor: la respuesta del músculo de la "lucha o huida" fue luchar. Con el tiempo, se fue calmando y el terapeuta pudo suavizar con cuidado el tejido restrictivo. Sólo un terapeuta cualificado debería intentar este tipo de tratamientos, y es difícil saber quién lo es realmente. Mi teoría es: si es doloroso, no lo hagas, a menos que confíes en la persona incondicionalmente.

El tratamiento completo era más "integral"; incluía estiramientos y el fortalecimiento de muchos músculos que rodeaban el área, con ejercicios diseñados para desarrollar glúteos, abdominales, psoas, flexores de la cadera y extensores vertebrales. La terapia funcionó, sólo que con 25 años de retraso. La moraleja de la historia es que cualquier mujer que acabe de tener un niño, incluso por parto natural, debería realizar algún tipo de rehabilitación, ya sea física, emocional o espiritual.

El caso del dolor de ingle y testicular

Dr. Gary Mascilak, médico quiropráctico, fisioterapeuta y entrenador personal

Un hombre de 41 años se presentó en mi consulta por un dolor testicular en la parte derecha que arrastraba desde hacía aproximadamente 3 o 4 meses. Había notado que el dolor era de naturaleza progresiva y empeoraba al sentarse; sobre una puntuación de 10, le asignaba un 7.

Los análisis clínicos eran normales, a excepción de unos niveles de enzimas del hígado (ASAT y ALAT) algo altos. Se le hizo un historial concienzudo y se realizó una evaluación. La inspección postural reveló una lordosis lumbar moderadamente excesiva con una cresta ilíaca derecha baja. La evaluación de la longitud de las piernas mostró que tenía la pierna derecha estructuralmente 8 mm más corta que la izquierda. También era evidente una oblicuidad pélvica, con un innominado izquierdo posterior y derecho anterior identificados. La evaluación de base reveló influencias de hiperpronación mayores en la izquierda que en la derecha. Los niveles de movimiento activo del tronco estaban dentro de los parámetros normales, al igual que los de las caderas, a excepción de una pobre extensión de la cadera derecha, que sólo alcanzaba los 10 grados. Las maniobras ortopédicas fueron todas normales, al igual que las pruebas neurológicas, a excepción de una leve hipoestesia en la distribución dermatómica de L1/L2 a lo largo del muslo inguinal y anterosuperior.

La palpación reveló marcada sensibilidad e hipertonicidad (tensión extrema) del psoas mayor derecho, con reproducción de la principal queja del paciente: dolor de ingle y testicular. (La lordosis lumbar excesiva también era el resultado o la causa de un psoasilíaco tenso/hipertónico.)

El tratamiento consistió en aplicaciones de calor húmedo en el psoas, seguidas de liberación miofascial con movimiento activo simultáneo del antagonista (glúteo mayor) en extensión de la cadera, consiguiendo la inhibición neurológica del psoas tratado. El objetivo era liberar el nervio genitofemoral pinzado, que anatómicamente penetra en el psoas mayor y proporciona sensibilidad al muslo anterosuperior y la región de las ingles, pero, en este caso, estaba provocando dolor debido a la compresión. Tras este tipo de liberación miofascial se procedió al estiramiento en tres planos del psoasilíaco y a la activación del glúteo mayor inhibido utilizando una amplia gama de ejercicios. El paciente volvió 2 días después e indicó una reducción del dolor de entre el 85 y el 90%. Se programaron dos tratamientos de seguimiento para liberar el psoas y los tejidos blandos colindantes, así como para revisar y progresar en el programa de ejercicios en casa. Imagine el grado de liberación de angustia mental, junto con la liberación del dolor físico.

Pinzamiento nervioso

Muchos terapeutas acaban descubriendo que un pinzamiento nervioso o compresión es la causa del dolor en casos que podrían curarse sin cirugía. La expresión "nervio pinzado" suele hacer referencia al síndrome de túnel carpiano, el síndrome de túnel cubital o la ciática, pero también es aplicable a cualquier presión en un nervio o grupo de nervios.

Las causas son específicas del área de preocupación y pueden ir de la degeneración de discos, los espolones óseos, la artritis y las disfunciones musculares a las lesiones y traumas emocionales que provocan tensión muscular, por ejemplo en el psoas. Cada caso es específico.

Estenosis de la columna lumbar

La estenosis de la columna lumbar, una enfermedad bastante dolorosa, suele estar provocada por una artritis degenerativa o por una afección del disco denominada espondiloartrosis. La columna lumbar está formada por muchas carillas articulares en las que los nervios procedentes de la médula espinal viajan a través del canal y las aberturas (agujeros) espinales en los laterales de las vértebras. Cuando un canal o foramen se estrecha o compromete, el nervio se compacta. Estos nervios afectan a las extremidades inferiores en su camino hacia el plexo lumbar, que se encuentra detrás del psoas mayor. Cuando el nervio se comprime, se siente incomodidad o dolor en las caderas y en las piernas.

La idea es abrir paso al nervio afectado por la estenosis o el síndrome de túnel carpiano, o abrir cualquier área donde haya un nervio inhibido. Los tratamientos pueden ir de la medicación para reducir la inflamación y el dolor, a inyecciones o, incluso, la cirugía. Dependiendo de la gravedad, esta autora siempre escogería la terapia física como primera opción por ser una alternativa menos invasiva que la medicina y la cirugía. Como se describe en los casos prácticos anteriores, o bien se había pasado ya por el quirófano o se había sugerido la posibilidad, cuando, de hecho, el tratamiento más eficaz habría sido el entrenamiento natural, incluido trabajar con el psoas. Se ha demostrado que el pinzamiento nervioso puede solucionarse mediante la liberación muscular. No estoy sugiriendo que éste sea el caso con la estenosis espinal, pero la prevención a través de la dieta y el entrenamiento, así como una detección temprana, pueden reducir el número de casos y de cirugías.

El sistema nervioso es extremadamente complejo. Intente seguir el recorrido de sólo un componente: el nervio genitofemoral. Este nervio

- forma parte de la región superior del plexo lumbar;
- tiene su origen en las raíces nerviosas de L1 y L2;
- emerge de la superficie anterior del psoas mayor;
- se divide en una rama femoral y una genital;
- inerva la piel anterior en la parte superior del triángulo femoral;
- en los hombres, viaja a través del canal inguinal, inervando el músculo cremáster (que cubre el testículo) y la piel escrotal;
- en las mujeres, acaba en la piel del monte de Venus (parte anterior de la vulva) y los labios mayores (labios vaginales internos).

> *El psoas incluso se convierte en un factor de la excitación sexual.*
> *¡Qué gran razón para mantenerlo en forma!*

Hay muchas otras historias relacionadas con el psoas, pruebas positivas de que trabajar en su liberación puede obtener resultados espectaculares. Una de las mejores especialistas somáticas en el psoas y formadoras internacionales es Liz Koch. Su página web es www.coreawareness.com. Como ella explica:

> *"El psoas no es un músculo cualquiera, sino una profunda transición hacia el rico mundo interior y exterior del conocimiento y la conciencia."*

Ahora ya estamos preparados para iniciar nuestro viaje hacia el aspecto espiritual del potencial humano (y del psoas): la parte III.

Parte 3: El psoas y la espiritualidad – Anatomía "energética"

La intención de esta autora es que esta tercera parte sirva para dar a conocer las posibilidades que ofrece el trabajo con la energía en correlación con el ejercicio físico y la anatomía. Examinar los centros de poder, el movimiento y el equilibrio del cuerpo incluye al psoas mayor como fuerza integral. El sistema espiritual de los chakras, que se basa en el trabajo con energía focalizada, también se localiza aquí, especialmente los tres chakras inferiores. Si el psoas se usa correctamente, no inhibirá el proceso espiritual, sino que ayudará a completarlo. Estudiaremos esta teoría a lo largo de esta parte.

¿Qué sabemos?

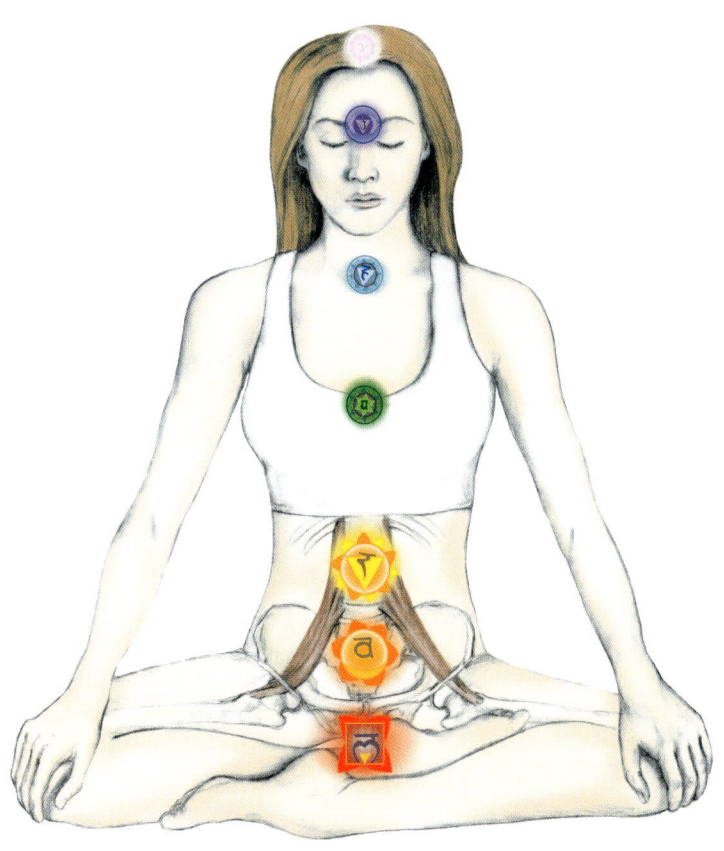

Ciencia y espiritualidad

Por fin se ha demostrado científicamente que hay dos niveles únicos de realidad física: el nivel con el que estamos familiarizados (en el que utilizamos los cinco sentidos) y un segundo nivel que se ha denominado ciencia *psicoenergética*. La intención humana puede influir en este último significativamente. El profesor y físico de la Universidad de Stanford William A. Tiller ha sido partícipe de este descubrimiento, es decir, de la expansión de la ciencia tradicional para incluir la conciencia humana y la intención humana como entes capaces de afectar significativamente tanto a las propiedades de los materiales (vivos e inertes) como a lo que llamamos realidad física. Einstein y la física cuántica abrieron la puerta a este concepto de creatividad y transformación a principios del siglo XX.

¿Estamos ante una nueva forma científica de ver el mundo que incluye el crecimiento de la conciencia? Sabemos que tenemos muchas capacidades que desconocemos. ¿No sería maravilloso poder influir en la realidad para un bien común, utilizando un poder consciente? Parece que hasta ahora esto sólo se había tratado en el plano espiritual, principalmente a través del yoga o la meditación, las prácticas metafísicas y la sanación mediante la energía.

La conexión entre ciencia y espiritualidad definitivamente necesita una actualización y ha llegado el momento de que se investigue. ¿Y qué tiene todo esto que ver con el "todopoderoso psoas"? Si recordamos la conexión del psoas tratada en las partes I y II (la física y la emocional), se puede decir que ha quedado probada la relación entre la química cerebral y la salud física/emocional. Teniendo en cuenta que el psoas mayor se encuentra en el plexo solar, ¿cómo no puede este músculo estar relacionado con los chakras espirituales y su efecto en el bienestar y los propósitos de una persona? No obstante, no se trata de un transmisor de energía, sino más bien de un "posibilitador" cuando no está contraído (libre). La relación entre la salud del psoas y el sistema de chakras se presentará junto con las *asanas* (posturas) de yoga para mejorar el proceso.

El sistema de chakras: la estantería cósmica

Los *cakras* (según su ortografía original) provienen de la tradición antigua. Esta palabra apareció en la India hace unos cuantos miles de años, en el momento de la invasión de los pueblos indoeuropeos (arios). A esta época se la conoció como periodo *védico*, cuando se produjo una mezcla de culturas por toda la India que duró varios siglos. El chakra se representaba simbólicamente como un anillo de luz, con un significado histórico: "para traer una nueva era". Los chakras se mencionan en los Vedas, los antiguos textos hindúes del conocimiento.

Aunque se trate de un misterio del pasado, sabemos que la palabra sánscrita *chakra* significa "rueda", como en la rueda del tiempo, por lo que también se cree que es una metáfora del sol y, por lo tanto, representa el equilibrio celestial. La literatura yóguica también menciona los chakras como centros psíquicos de la conciencia a principios del 200 a.C. en los Yoga-sutras de Patanyali. Los chakras como centros de energía se convirtieron en una parte integral de la filosofía yóguica a través de la tradición tántrica, en el siglo VII d.C., en la que se enfatizó la integración de las muchas fuerzas del universo. El yoga empezó a incorporar al ser humano en toda su extensión.

Hay siete chakras básicos (y otros menores en las extremidades) que trabajan juntos como un sistema completo, a veces llamado *los órganos internos del cuerpo esotérico (oculto)*, que se encuentra a lo largo de la columna. Se cruzan con los nadís (canales de energía de la columna), así como con el sistema endocrino y los plexos nerviosos. Podríamos decir que los chakras son centros *psicoenergéticos*, que están unidos a los elementos de la naturaleza tierra, agua, fuego, aire y éter, y que sus cualidades ayudan a definir el propósito humano. Se cree que reciben, digieren, distribuyen y transmiten la energía vital y, por lo tanto, se conocen como las siete raíces del despertar. El psoas mayor se entrecruza con los últimos tres chakras.

A continuación se enumeran los siete chakras principales, junto con la palabra en sánscrito para cada uno de ellos; la antigua y sagrada lengua sánscrita se venera por considerarse diseñada para la iluminación, al igual que los chakras. El significado y efectos del sistema de chakras van más allá de lo que se pretende en este libro; otros expertos como Barbara Brennan y Cyndi Dale han descrito mejor el flujo de energía y los campos aúricos.

1. Chakra raíz – *Muladhara*
los cimientos; necesidades primarias; lo básico; conectado; seguridad
color: rojo; planeta: Saturno; elemento: tierra; sentido: olfato
ubicación: por encima del ano, base de la columna, suelo pélvico
controla pies, piernas, intestino grueso
animal: elefante; sonido raíz: *lam*
Kundalini Shakti se enrosca aquí, poder de lo femenino sagrado

2. Chakra sacro – *Svadhisthana*
útero; flujo emocional/sexual; dulzura; placer; creatividad
color: naranja; planeta: Plutón/Luna; elemento: agua; sentido: gusto
ubicación: cara frontal de la parte baja de la espalda, pelvis, sacro, ovarios, testículos
controla la fertilidad, la parte baja de la espalda y las caderas, la vejiga y los riñones
animal: cocodrilo; sonido raíz: *vam*
expansión de la propia individualidad

3. Solar Plexus Chakra – *Manipura*
presentimientos, respiración; guerrero (coraje); joya brillante; poder personal
color: amarillo; planeta: Sol/Marte; elemento: fuego; sentido: vista
ubicación: plexo solar, unión del diafragma, psoas, órganos, centrado en torno al ombligo
controla la digestión, el metabolismo, las emociones y la universalidad de la vida
animal: carnero; sonido raíz:
ram influye en los sistemas inmunitario, nervioso y muscular

4. Chakra corazón – *Anahata*
aceptación divina; amor; relaciones; pasión; alegría de vivir
color: verde/rosa; planeta: Venus; elemento: aire; sentido: tacto
ubicación: parte superior del pecho, corazón, pulmones, glándula del timo
controla la parte superior de la espalda, las habilidades psíquicas, algunas emociones, la apertura a la vida animal: antílope; sonido raíz:
yam envuelve el ritmo del universo

5. Chakra garganta – *Vishuddha*
comunicación; expresión personal; armonía; vibración; elegancia; sueños
color: azul cielo; planeta: Mercurio/Júpiter; elemento: éter; sentido: oído
ubicación: garganta, cuello, tiroides, orejas, boca
controla el sonido, el poder de la voz y la asimilación
animal: elefante blanco; sonido raíz: *ham*
comunica la verdad interior al mundo, asciende de lo físico a lo espiritual

6. Chakra frente – *Ajna*
tercer ojo; intuición; concentración; conciencia; devoción; neutralidad
color: índigo/púrpura; planeta: Neptuno; elemento: luz; sentido: la mente
ubicación: centro de la cabeza, entre y por encima de las cejas, glándula pituitaria
controla la creatividad, la imaginación, la comprensión y los sueños racionales
animal: antílope negro; sonido raíz: *om*
permite ver todo como sagrado

7. Chakra corona – *Sahasrara*
conciencia plena; espiritualidad; auténtica sabiduría; integración; éxtasis
color: blanco, también violeta/dorado; planeta: Urano/Ketu; más allá de los elementos
ubicación: parte superior de la cabeza, glándula pineal, córtex cerebral
controla todas las funciones del cuerpo y de la mente, y al resto de chakras
símbolo: loto de mil pétalos (vacío)
La energía de Kundalini (Shakti) se une a la energía masculina (Shiva)
para transcender a la esencia de todo

Este texto se centra en la relación de los chakras con el cuerpo físico, especialmente la parte baja de la columna. A medida que se van vitalizando los chakras del cuerpo sutil, también se vitalizan las energías físicas, sobre todo las de la parte inferior del torso, donde se encuentra el psoas.

Uno de los objetivos del yoga es liberar prana, definido como la energía, la respiración, la fuerza de la vida. *Kundalini* es este prana sin explotar que se encuentra en la base de la columna, a veces representado como una serpiente enroscada. El chakra raíz se encuentra aquí, como la fuerza fundamental que nos conecta a las energías de la tierra. El psoas interconecta esta área, así como el segundo y tercer chakras: el chakra sacro y el chakra plexo solar.

Se dice que los siete chakras básicos o centros de energía existen en el "cuerpo sutil" (no físico), que se superpone al cuerpo físico. La ciencia moderna ha descubierto que estas áreas se corresponden aproximadamente con los siete ganglios nerviosos principales procedentes de la columna vertebral. Los centros nerviosos se mencionan en las partes 1 y 2, y están directamente relacionados con el psoas a través del plexo lumbar, como se describe al final del capítulo 6.

Cuando se trabaja con los chakras, una de las cosas más importantes que hay que recordar es que se trata de un sistema *completo* y que, por lo tanto, los chakras deben estar equilibrados y en armonía los unos con los otros. Se puede decir lo mismo sobre el cuerpo físico.

8

El psoas y el chakra 1: el «equilibrio cinestésico»

Como ya hemos visto, el psoas interconecta el chakra raíz, ya que éste está localizado a lo largo de la base de la columna y el suelo pélvico. La estructura esquelética del suelo pélvico incluye el cóccix, el pubis y las tuberosidades isquiáticas (isquiones). Estos puntos entrecruzados conforman un cuadrado, y el símbolo del chakra raíz también es un cuadrado o una flor de loto de cuatro hojas. *"Las coincidencias no existen."*

Hay una postura cuyo nombre procede de este chakra: la postura de la llave raíz *Mulabandhasana* (*mula* = raíz, base; *bandha* = llave; *asana* = postura). Por lo general, es una postura de nivel II. Se trata de una combinación de *Baddha Konasana* (consulte el capítulo siguiente sobre el segundo chakra) y la postura fácil, descrita a continuación. Esta postura se considera una posición de meditación avanzada, ya que se tiene que mantener durante mucho tiempo cuando se practican las *pranayama* (técnicas de respiración). Los *Bandhas* son un clásico ejemplo de llave que podemos encontrar en yoga, meditación y *kriya* (acción), que se aprenden mejor cuando se domina el yoga. Aunque resulta difícil explicarlo, nos llevan a un flujo de energía reconfigurado con el fin de alcanzar la unión entre las fuerzas universales internas y externas. Habría muchas otras cosas que explicar aquí sobre esta práctica, pero basta con decir que el psoas mayor, como fuerza central y unificadora del cuerpo, interviene en ella de alguna forma.

Posturas de yoga y el chakra 1

El psoas puede influir en esta zona como receptor y preceptor (profesor). Puede activarse para este primer chakra a través de las *asanas* sentado de yoga, así como en cualquier postura que involucre pies y piernas. Cuando se contraen el psoas y el cuadrado lumbar, así como los músculos del suelo pélvico, estabilizan las áreas lumbar y sacra, y llevan la pelvis hacia delante y hacia el suelo. Es importante en todas las posturas siguientes.

Por lo general, las posturas de yoga se mantienen durante tres respiraciones completas o más, dependiendo de la instrucción. También se puede incluir una secuencia fluida (*vinyasas* como el saludo al sol).

Hay que tener siempre presente que la mayoría de las posturas de yoga se crearon hace varios siglos y siempre están en continua evolución. Preparan el cuerpo para el trabajo espiritual de la meditación y afinan el sistema nervioso, desbloqueando la energía de los chakras. Hay problemas emocionales relacionados con la supervivencia, la seguridad y la familia que se abordan en el primer chakra, así como enfermedades tales como la depresión, la ciática, las venas varicosas y los problemas rectales. Se cree que el chakra raíz almacena sentimientos como la lealtad, las supersticiones y los instintos.

Imagine las posibilidades al abrir este sistema de energías para curar, estableciendo una conexión con la energía universal saludable, eliminando la "basura" y cuidando de nuestro cuerpo de una forma natural y solícita. Vivir en el cuerpo en vez de siempre en la mente sería mucho mejor en esta sociedad industrializada y tecnológica en la que muchos vivimos.

Las posturas sentado influyen en el chakra raíz aprovechando la esencia de la propia tierra. De esta forma, las *asanas* siguientes hacen el viaje de lo físico a lo espiritual. El psoas se activa como estabilizador de la columna y está casi libre en la cadera. Su mal uso inhibe el flujo de energía.

Posturas sentados

I. **Postura fácil**, *Sukhasana*, Nivel 1
(*sukha* en sánscrito se traduce como amable, feliz y agradable)

Técnica: se trata de una postura sentados quietos que optimiza el estiramiento vertical de la columna, y es ideal para la meditación y para iniciar la clase de yoga. Siéntese con la columna recta, los hombros relajados hacia atrás y hacia abajo, y las piernas cruzadas.

Limitaciones: aunque muchas personas se sienten cómodas en esta posición, algunos pueden encontrarla restrictiva en rodillas o caderas. Si éste es el caso, puede colocar la pierna delantera extendida hacia un lado o puede sentarse más alto sobre varias mantas o un bloque para permitir que las piernas se relajen con ayuda de la gravedad. Mantener las caderas por encima de las rodillas reduce la fatiga, y aumenta el flujo de energía y respiración. También se puede utilizar una pared para ayudarse a extender bien la columna o una silla si no es posible sentarse en el suelo.

II. **Postura del adepto o postura perfecta**, *Siddhasana*, Nivel 1
(*siddha* se traduce como seres perfeccionados)

Técnica: es parecida a la postura fácil, pero con los pies metidos bajo las piernas de tal forma que no se vean los dedos. La columna debe estar recta con los hombros hacia atrás y hacia abajo. En cualquier postura de meditación sentados, la atención debe estar en la respiración.

Variación: añada a la postura una inclinación hacia delante, llevando los brazos hacia delante mientras se mantienen los isquiones pegados al suelo.

Limitaciones: las mismas que para la postura fácil. Si se hace la variación, la flexión vertebral está contraindicada para los que tienen problemas de discos vertebrales.

III. **Postura de la flor de loto**, **Padmasana**, Nivel II
(*padma* = loto, el símbolo de la creación)

Técnica: empiece con la postura fácil (*Sukhasana*) y, a continuación, coloque los pies encima de los muslos manteniendo la elevación del cuerpo. Es una postura muy poderosa.

Limitaciones: si tiene problemas de tobillo, rodilla o cadera, siga en *Sukhasana* para no añadir demasiada tensión. Después, a medida que el cuerpo se vaya fortaleciendo, soltando y equilibrando, la postura de la flor de loto será más fácil de conseguir; inténtelo primero con una pierna y luego con las dos, o utilice un apoyo bajo la rodilla o la cadera. Escuche su cuerpo y, si no consigue una flor de loto completa, no pasa nada. Aceptar las limitaciones y honrar el cuerpo por lo que sí puede hacer forma parte del proceso yóguico.

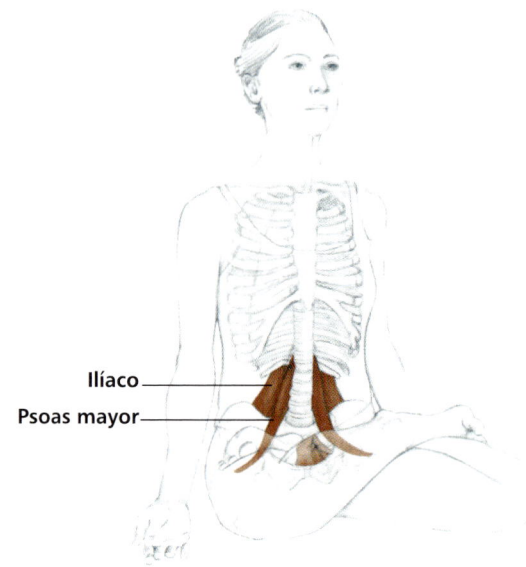

Figura 8.1: postura de la flor de loto, Padmasana, Nivel II.

Ya hemos hablado antes de *Kundalini* (en sánscrito, "enrollado"); hay muchos ejercicios Kundalini de yoga que pueden influir ampliamente en los chakras inferiores, de los que forma parte el psoas. Por ejemplo, se puede hacer la postura fácil, y empezar a hiperextender la columna hacia delante inhalando y flexionarla hacia atrás al exhalar, aumentando el ritmo y haciéndolo durante varios minutos. Este movimiento con la respiración revigoriza el núcleo y los chakras, abriéndolos a una mayor conciencia. La *respiración de fuego* (una especie de jadeo a través de la nariz, con la participación del ombligo) también se utiliza en los ejercicios Kundalini.

Intente girarse hacia la izquierda al inhalar y a la derecha al exhalar, con las manos en los hombros y los codos hacia fuera, y vaya aumentando la velocidad. La columna y los chakras se liberan y abren. Es una respiración muy poderosa, ya que puede llevarle a un estado de conciencia superior.

El despertar Kundalini funciona mejor con la guía de un profesor.

IV. Postura del bastón, *Dandasana*, Nivel I
(*danda* = vara o bastón)

Técnica: siéntese en el suelo con las piernas estiradas delante, los pies flexionados y la columna recta. Coloque las palmas de las manos en el suelo a ambos lados de las caderas. Es más difícil de lo que parece. Hay que prestar atención a la alineación y la respiración, con el flujo de energía en dos direcciones: desde los isquiones hacia la columna, a través y fuera del chakra corona, y desde los isquiones a través de las piernas y a través de los pies para activar los músculos. Trabajar los pies también estimulará este chakra.

Limitaciones: si tiene problemas para sentarse con las piernas rectas, no comprometa la postura doblando la columna; simplemente doble las rodillas o ponga una manta bajo éstas. Por regla general, esta limitación se debe a unos isquiotibiales tensos.

V. Media torsión vertebral, *Ardha Matsyendrasana*, Nivel I
(*ardha* = medio; *matsyendra* = señor de los peces)

Se trata de una postura de torsión sentado básica que revigoriza el chakra raíz junto con el resto de la columna, como todas las torsiones. En esta postura se activan muchos músculos de las piernas, la columna y los brazos (dependiendo de la posición de los brazos). Se cree que fue desarrollada por un reputado profesor de yoga, Sage Matsyendra, del que tomó su nombre.

Técnica: siéntese con una pierna doblada, y la otra cruzada por encima con el pie apoyado en el suelo. Extienda la columna y sujete la rodilla de arriba con la mano opuesta o coloque el codo contrario contra ella para una torsión más pronunciada. Coloque el brazo trasero detrás del cóccix, con la mano apoyada en el suelo. El psoas ayudará a aguantar la columna lumbar; las áreas torácica y cervical de la columna son las que podrán rotar con mayor eficacia, ya que la parte baja de la columna tiene una capacidad limitada de rotación y no debe forzarse (véase la figura 8.2).

Esta autora ha visto lesiones de la parte baja de la columna directamente relacionadas con el yoga y cree que forzar la torsión de la columna lumbar es una de las causas. De hecho, si se fuerza, ya no es yoga. Busque un instructor certificado que entienda esto, y sepa de cinesiología, la ciencia del movimiento.

Limitaciones: de hecho, las caderas pueden limitar la postura, ya que muchas personas no pueden sentarse sobre ambos isquiones en esta posición, debido a una tensión o, incluso, a simples diferencias anatómicas. Intente extender la pierna de abajo y/o poner el pie de arriba dentro de la pierna inferior en vez de fuera. También se produce mucho "contramovimiento", ya que una parte rota en oposición a otra. Aquí la flexibilidad ayuda, así que practique la postura con frecuencia y active el chakra raíz fijando ambas caderas en el suelo y extendiendo toda la columna.

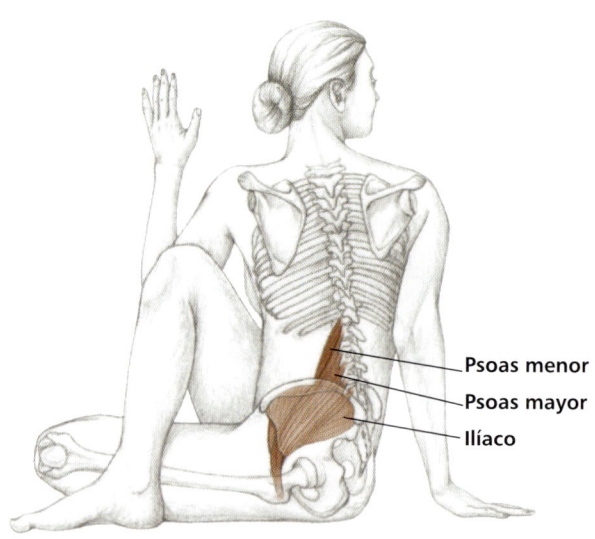

Psoas menor
Psoas mayor
Ilíaco

Figura 8.2: media torsión vertebral, Ardha Matsyendrasana, Nivel I

VI. Postura de la cara de vaca, *Gomukhasana*, Nivel II
(*go* = vaca; *mukha* = cara)
Técnica: siéntese con las rodillas dobladas, con una rodilla encima de la otra y los pies a ambos lados, hacia fuera. Alargue la columna. Los brazos se pueden colocar de diferentes maneras. Es una postura de enraizamiento.

Limitaciones: es una postura muy comprometida para las rodillas. Una tensión excesiva puede afectar negativamente a los tejidos de la zona. Sentarse en cualquier posición más fácil pero con "brazos de vaca" se puede considerar una variación.

VII. Postura del barco, *Navasana*, Nivel II
(*nava* = barco; *asana* = postura)

Técnica: desde una posición sentado, lleve las rodillas al pecho y busque el equilibrio justo detrás de los isquiones. Estire una pierna y, a continuación, la otra a unos 45 grados, si es posible. El núcleo debe estar contraído para conseguir el apoyo y el equilibrio correctos. Los brazos pueden estar extendidos hacia delante para añadir mayor complejidad. No deje caer la parte baja de la espalda (el psoas mayor está trabajando aquí, así como en la articulación de la cadera).

Limitaciones: si el psoas no está fuerte, esta postura resulta difícil de estabilizar y mantener. Coloque las manos en el suelo para equilibrarse mientras lleva los muslos anteriormente hacia el pecho con las rodillas dobladas, para hacer que la postura resulte más cómoda. Proteja el cóccix con un apoyo más grueso para someter la parte baja de la espalda a menos presión. Si se hace correctamente, esta postura no comprimirá la columna lumbar, sino que la extenderá.

Posturas de pie

VIII. Postura de la montaña, *Tadasana*, Nivel I
(*tada* = montaña)

Técnica: es la postura funcional de pie del yoga, en la que los pies se enraízan en la tierra, paralelos, para conseguir un apoyo estable mientras se estira el cuerpo hacia arriba. Los objetivos son la armonía, la centralidad y el equilibrio. El psoas trabaja para alinear la columna, la pelvis y las piernas correctamente. Los pies deben colocarse juntos o a la anchura de las caderas, dependiendo de la tradición.

Limitaciones: ninguna.

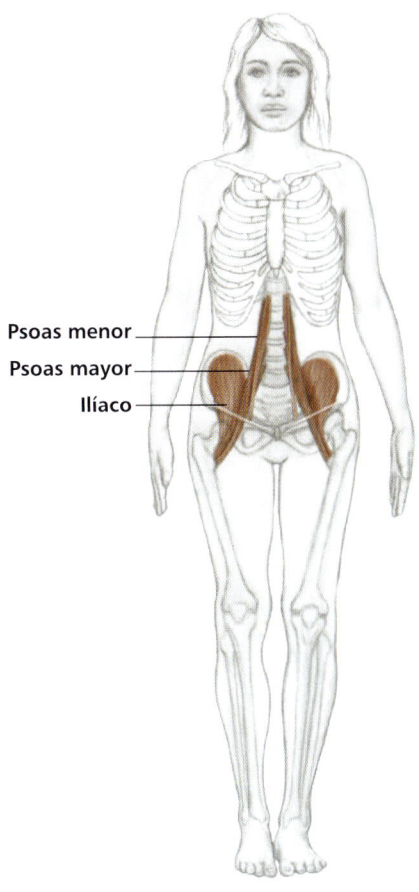

Figura 8.3: postura de la montaña, Tadasana, Nivel I.

IX. Guerrero I y II, *Virabhadrasana*, Nivel I
(*virabhadra* = guerrero valiente)

Al flexionar la cadera de la pierna delantera, el psoas se contrae como parte del grupo muscular psoasilíaco, ya que colabora a la extensión de la parte baja de la espalda. El psoas está estirado en la articulación de la cadera en la pierna de atrás.

Técnica del guerrero I: partiendo de la postura de la montaña, dé un amplio paso hacia atrás con una pierna, manteniendo las caderas hacia delante. Gire el pie de atrás hacia dentro, de 45 a 60 grados. Manteniendo el borde exterior del pie de atrás bien apoyado en el suelo, doble la rodilla de delante directamente encima del tobillo delantero, con una leve rotación hacia fuera de la cadera. Debería ser una postura fuerte y equilibrada, con igual peso en ambas piernas. La posición de los brazos puede variar de las manos sobre las caderas, a los brazos en la posición del cactus, y a extenderlos hacia arriba. Repítalo al otro lado.

Técnica del guerrero II: partiendo de la posición de piernas del guerrero I, abra las caderas y los brazos a los lados. Puede sacar los dedos del pie de atrás un poco hacia fuera para abrir mejor las caderas. Mire directamente a la mano de delante, con fuerza y orgullo.

Limitaciones: intente no crear tensión en la postura, ya que esto limita la respiración y el estiramiento. No se recomienda extender los brazos sobre la cabeza en la postura del guerrero I si tiene la tensión alta y sin tratar.

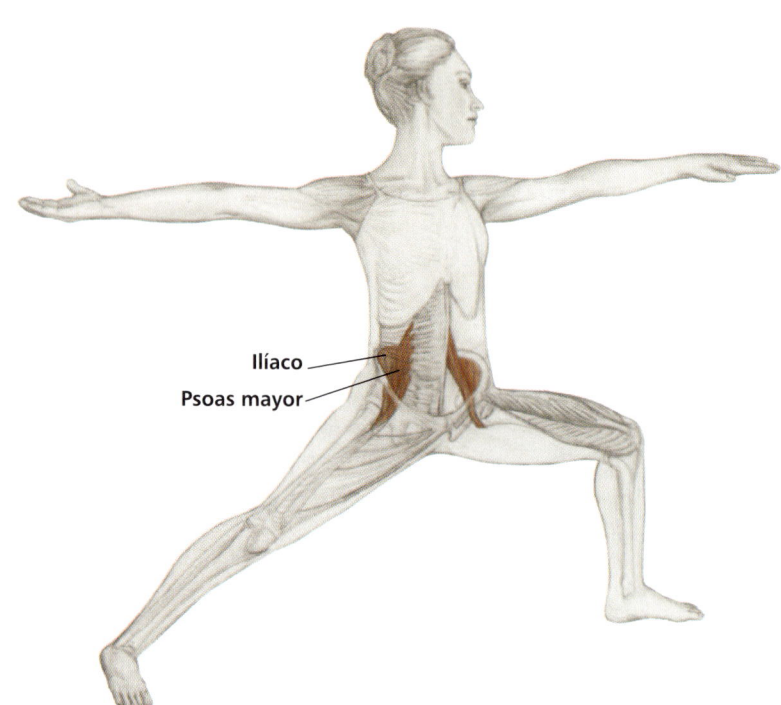

Figura 8.4: el guerrero II, Virabhadrasana, Nivel I.

Ilíaco
Psoas mayor

X. Postura del árbol, *Vrksasana*, Nivel II
(*vrksa* = árbol)

Técnica: apóyese sólo sobre un pie con los dedos hacia el frente y coloque el otro pie contra la parte interior del muslo o la pantorrilla, rotando la cadera hacia fuera. Extienda la parte de arriba del cuerpo mientras baja el cóccix. Las manos pueden colocarse en posición de oración o extendidas por encima de la cabeza. La pierna de apoyo se fortalece, mientras que la otra se estira. El psoas trabaja en ambas posiciones de piernas, ya que la pelvis permanece centrada.

Cualquier equilibrio sobre una sola pierna es ideal para el chakra raíz, ya que el pie y la pierna se enraízan en el suelo y el núcleo se contrae fuertemente.

Limitaciones: las caderas tensas hacen que el pie de arriba baje hacia la pantorrilla o el suelo (nunca contra la rodilla), lo que está bien siempre que se mantenga la rotación externa de la cadera. Si tiene problemas de mareos, vértigo o equilibrio, sujétese a la pared o a un punto de apoyo. Mantenga los ojos abiertos y centrados en un punto para conseguir un mejor equilibrio.

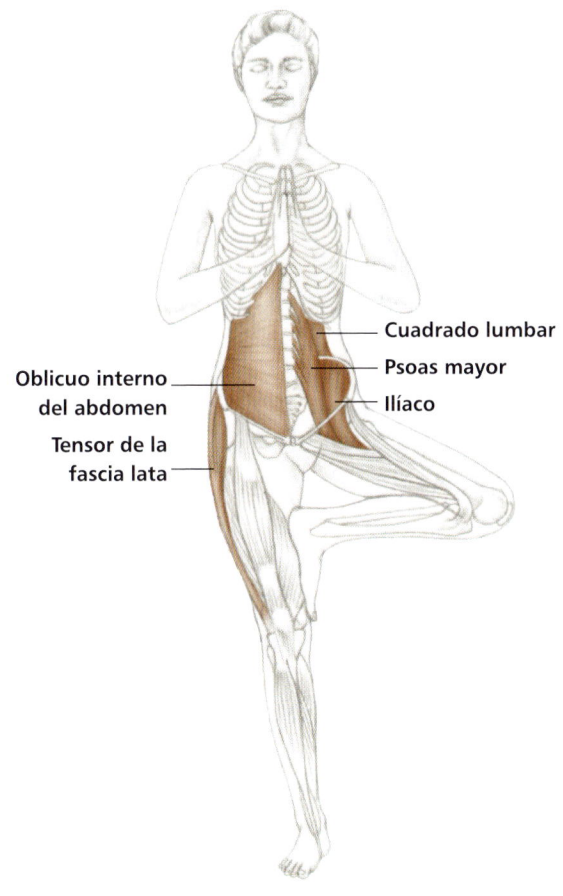

Cuadrado lumbar

Psoas mayor

Ilíaco

Oblicuo interno del abdomen

Tensor de la fascia lata

Figura 8.5: postura del árbol, Vrksasana, Nivel II.

Las diez posturas anteriores pretenden servir de guía para aumentar la fuerza, flexibilidad, circulación y activación del área del psoas, y bajo ningún concepto pueden entenderse como una lista exhaustiva. Finalice la sesión con la **postura del niño** para un buen estiramiento.

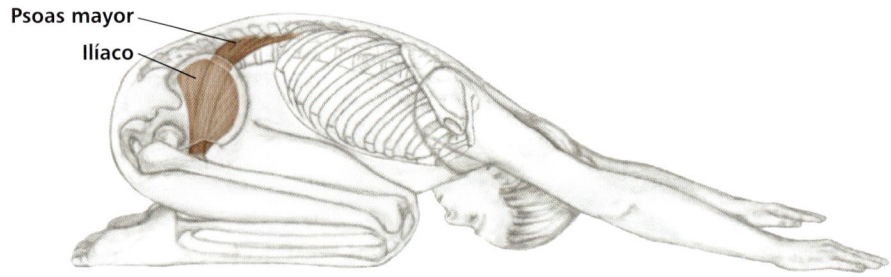

Psoas mayor
Ilíaco

Figura 8.6: postura del niño, Balasana, Nivel I.

Sugerencias para el chakra 1

1. Intente marchar, pisar fuerte, correr o, incluso, andar puede servir. El psoas ayudará a equilibrar la transferencia de pesos.

2. Siéntase enraizado en la tierra y conecte con ella.

3. Coma vegetales de raíz como el ajo, la cebolla, las zanahorias, la remolacha, los rábanos y los rábanos picantes.

4. Cuide de su sistema inmunitario.

5. Estimule sus pies con un masaje.

6. Permita que su instinto de "supervivencia" se plante y florezca.

7. Libere el psoas y dele un descanso.

Posturas adicionales

Postura del caballo, *Ashvasana*, Nivel I/II/III

(*ashva* = caballo)

(Nivel I: tumbado boca arriba.   Nivel II: de pie.   Nivel III: apoyado en un solo pie)

Hay muchas descripciones diferentes de esta postura; la mejor forma de entenderla es que hay que colocar las piernas como si se fuera a montar a caballo, ya sea tumbado o de pie. Las piernas se fortalecen, ya que los muslos están flexionados y abducidos; las rodillas están dobladas sobre los dedos de los pies.

Al nivel III se le llama *Vatayunasana*, la postura del caballo volador, y está contraindicada en mujeres y en personas con lesiones de rodilla. Los hombres la utilizan como acondicionador genital, ya que se dice que "hidrata" el complejo nervioso genital; por lo tanto, es una postura sugerida para el siguiente chakra del que hablaremos.

La mayoría de las fuentes coinciden en que cualquiera de los tres niveles hace circular la sangre, estimula el sistema inmunitario y fortalece el área anal.

Postura de la grulla de Kundalini, *Bakasana*, Nivel I/II

Nivel I: manos en el suelo

Nivel II: posición de oración

Esta postura es ideal para el chakra raíz, ya que la gravedad tira del cóccix hacia abajo y estira la parte baja de la espalda. Estimula el sistema de eliminación, relaja el psoas, conecta cuerpo y mente a la tierra, y puede dar sensación de seguridad. Además, mejora la flexibilidad en la zona de las caderas y las ingles. Si hay alguna lesión de rodilla o tobillo, se ha de tener cuidado de no agacharse demasiado. (También se puede hacer una postura de la silla, *Utkatasana*, para eliminar estrés de rodillas y tobillos.)

Póngase de pie con los pies separados a la anchura de los hombros y, a continuación, doble las rodillas para agacharse, ya sea con los pies paralelos o girados hacia fuera; las rodillas deben seguir la línea de los pies. Lo ideal sería bajar los talones, pero esto sólo es posible si el tendón de Aquiles es lo suficientemente largo; si no lo es, puede colocar un apoyo bajo los talones. Las manos pueden quedarse en el suelo para un mayor equilibrio (nivel I) o colocarse en la posición de oración (nivel II). Se puede añadir la respiración de fuego.

Repaso: ¿verdadero o falso?

El yoga es un sistema de ejercicios.
Verdadero. Las asanas (posturas) físicas son un conjunto de ejercicios que conducen a la salud de cuerpo, mente y espíritu.

El yoga es una religión.
Falso. El yoga no es una organización basada en creencias, sino una forma de vida enraizada en la universalidad. La palabra yoga puede traducirse como "unión".

Las posturas de yoga tienen diferentes niveles.
Verdadero. A la mayoría nos gusta pensar que podemos hacer cualquier cosa, pero, dependiendo de nuestro cuerpo, algunas posturas pueden resultar demasiado difíciles. Los niveles indicados en este texto pueden servir de guía, pero cada uno debe determinar su propia capacidad, simplemente prestando atención.

Los chakras son válidos.
Verdadero. Las investigaciones de esta autora indican la conexión entre las creencias antiguas en cuanto a los centros energéticos de conciencia y la asociación avalada por la ciencia recientemente entre materia y energía.

Los músculos y los centros de energía están conectados.
Verdadero. La ubicación puede determinar esta conexión, así como puede hacerlo un trabajo de respiración consciente (a través de músculos como el diafragma y los abdominales). La relajación de los músculos también puede afectar a la energía de una forma positiva, como sucede con el psoas.

Beneficios de las posturas

- las posturas sentados crean apertura, extensión y espacio en la columna, así como calma y sensaciones seguras de conexión.
- las posturas de pie estimulan los sistemas corporales, ayudan a corregir la alineación, y mejoran la circulación, la fuerza y la movilidad articular.
- las torsiones activan los órganos, crean flexibilidad en cuello, hombros y parte baja de la espalda, y mejoran la digestión y la eliminación de toxinas.
- las inversiones mejoran la concentración, activan las glándulas, fortalecen el sistema nervioso y revigorizan todo el cuerpo.
- las flexiones hacia atrás abren el pecho y el corazón, crean energía y coraje, combaten la depresión, y mejoran la flexibilidad de columna y hombros.
- las posturas en equilibrio desarrollan el tono muscular, la coordinación y la concentración, junto con la fuerza y la flexibilidad.
- las posturas en decúbito prono y supino aportan los beneficios de la fuerza, el estiramiento, la movilidad y el reposo en función de la postura.

9

El psoas y el chakra 2: «Fluye como el agua»

El segundo chakra controla los órganos sexuales y otros órganos de la región púbica. Conocer y liberar el psoas en esta área puede ayudar a la vejiga, así como a los problemas menstruales y del embarazo, debido a su proximidad. Los órganos masculinos también pueden verse afectados, al igual que el nervio genitofemoral del plexo lumbar, el grupo de nervios que tienen su origen en la parte baja de la columna. El genitofemoral inerva la parte superior del muslo interior y las regiones genitales, y puede verse afectado por técnicas quirúrgicas, traumas o enfermedades que afecten al sistema nervioso. Un nervio puede pinzarse en cualquier parte del cuerpo y esta área es especialmente proclive a la inhibición. Un neurólogo puede determinar la causa y la extensión.

En esta área en particular, también se encuentra el nervio ilioinguinal, que emerge del borde lateral del psoas mayor. Tiene ramificaciones en el transverso del abdomen y el oblicuo interno, así como en la sínfisis del pubis, el triángulo femoral, los labios femeninos, y la raíz del pene y el escroto en los hombres. Por lo tanto, *¡el psoas está directamente relacionado con el orgasmo!* Se puede encontrar más información sobre esto al final del capítulo 6.

Posturas de yoga y el chakra 2

Las posturas siguientes estimulan el psoas y los tejidos colindantes de esta área tan sagrada, sacra. No sujete muscularmente el psoas mientras las realiza, ya que la tensión reduciría el flujo.

El *bandha* aquí es el *uddhiyana*. Aunque la raíz *bandha (mulha bandha)* implica cierta cualidad de enraizamiento, *uddhiyana* se refiere a "volar hacia arriba", indicando la liviandad del cuerpo. Conocer el psoas, su longitud y posición a ambos lados del centro del cuerpo, puede ayudar a esta sensación.

Posturas sentados

I. Postura del zapatero, *Baddha Konasana*, Nivel I
(*baddha* = llave; *kona* = ángulo)

Técnica: siéntese en una postura sólida y quieta *(Sukhasana)*, abra las piernas y doble las rodillas hacia los laterales. Coloque las plantas de los pies juntas y acerque los talones al pubis. Coja los tobillos. Inclinarse hacia delante puede aumentar el estímulo del segundo chakra y el psoas.

Limitaciones: unas caderas tensas pueden hacer que las rodillas queden demasiado altas o que la columna se doble. Siéntese sobre mantas o en un bloque para permitir que los muslos se relajen, o coloque un apoyo bajo las rodillas. (Si una rodilla queda más alta que la otra, ese lado tiene la cadera más tensa.) Aquellos que tienen problemas en los discos lumbares no deberían inclinarse hacia delante.

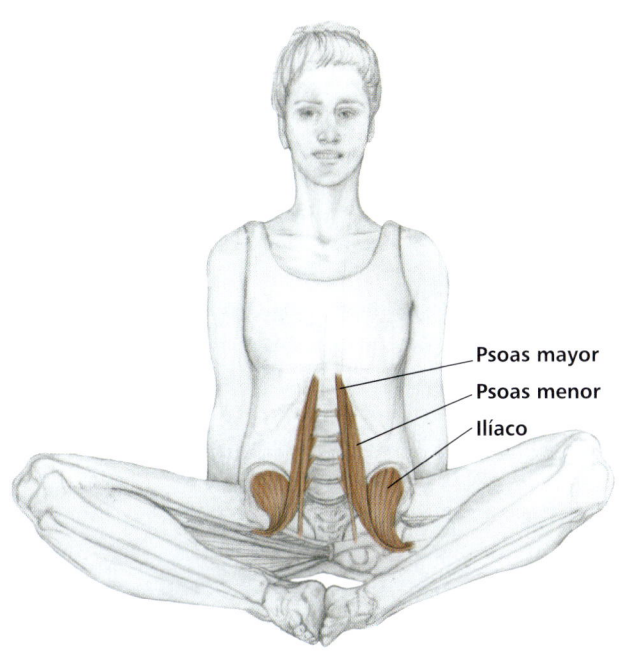

Psoas mayor
Psoas menor
Ilíaco

Figura 9.1: postura del zapatero, Baddha Konasana, Nivel I.

II. Postura del héroe, *Virasana*, **a la postura del héroe reclinado**, *Supta Virasana*, Nivel II
(*vira* = héroe, jefe)

Técnica: para empezar, póngase de rodillas, y luego siéntese apoyando los isquiones en el suelo con los pies justo debajo de las caderas. Reclínese para colocar los codos y los antebrazos en el suelo. (También puede tumbarse en un apoyo o manta.) Si no se produce tensión, baje el torso al suelo. Esta postura estira el psoas inferior.

Limitaciones: si sentarse erguido le resulta incómodo, puede utilizar un bloque o manta bajo los isquiones o entre los muslos y las pantorrillas, ya que levantar las caderas doblará las rodillas en una posición más cómoda. Reclinar el torso fuerza especialmente las rodillas, ya que se colocan en un ángulo muy profundo. No es una postura aconsejable para personas con problemas de rodilla.

III. Torsión vertebral, *Bharadvajasana*, Nivel I
(*bharadvaja* = nombre de un antiguo sabio)

Por supuesto, esta torsión afecta a todos los chakras, pero abre y estimula especialmente el área sacra, ya que la torsión se lleva más allá sin despegar los isquiones del suelo. Ambos lados del psoas se activan de forma diferente, casi se contraestiran.

Técnica: siéntese y doble ambas piernas a un lado, con las rodillas apuntando hacia delante. Extienda y torsione la columna al lado contrario de las piernas. Las manos se deben colocar sobre la rodilla delantera y detrás de la cadera, en el suelo, para conseguir algo de apoyo.

Limitaciones: si no está cómodo sentado, coloque una manta bajo la cadera para hacer que la postura resulte más agradable.

IV. Postura del ángulo, *Upavista Konasana*, Nivel II/III
(*upavista* = sentado; *kona* = ángulo)

Técnica para el nivel II: empiece en la postura del bastón y, a continuación, extienda las piernas separadas como a horcajadas, con las rodillas rectas y hacia arriba. Mantener la columna erecta ayudará con los problemas ginecológicos; es una postura que puede practicarse durante el embarazo o la menstruación contra una pared.

Técnica para el nivel III: puede extender la columna hacia delante y sujetarse a los dedos de los pies. En este caso, tendrá que trabajar el piramidal (uno de los culpables de la ciática), y los aductores de la cadera tendrán que estirarse intensamente. El psoas se estira en la extensión de la columna, pero se libera con la flexión de la cadera, ya que no hay resistencia a la gravedad. No haga esta variante estando embarazada.

Limitaciones: unos isquiotibiales, extensores vertebrales (el psoas es uno de ellos) o aductores de cadera (músculos de la parte interna del muslo) tensos hacen que esta postura sea más difícil. Para algo de apoyo, siéntese sobre una manta o doble las rodillas levemente. No flexione la columna, estírela.

Posturas de pie

V. Inclinaciones hacia delante
Postura de la extensión intensa de pie, *Uttanasana*, Nivel I
Postura de la extensión intensa sentado, *Paschimottanasana*, Nivel II
(*uttan* = extensión, estiramiento intenso; *pascha* = detrás, después, oeste)

Técnica para la extensión intensa de pie: partiendo de la postura de la montaña, flexione la columna hacia delante hasta el suelo, con las rodillas levemente dobladas y la cabeza extendida en línea con la columna. Haga y deshaga la postura lentamente. (Siempre intente deshacer la postura de forma inversa a como la ha hecho: "rebobine" lentamente.) La postura puede profundizarse llevando el estómago y el pecho contra los muslos, respirando para estimular los órganos de esta área del chakra; intente relajar el psoas.

Limitaciones: si tiene alguna lesión de disco lumbar, es mejor mantener la parte baja de la espalda plana en vez de redondeada para no comprimir la zona. Esto es aplicable a cualquier variedad de extensión hacia delante. La postura no será tan profunda como se muestra en la figura.

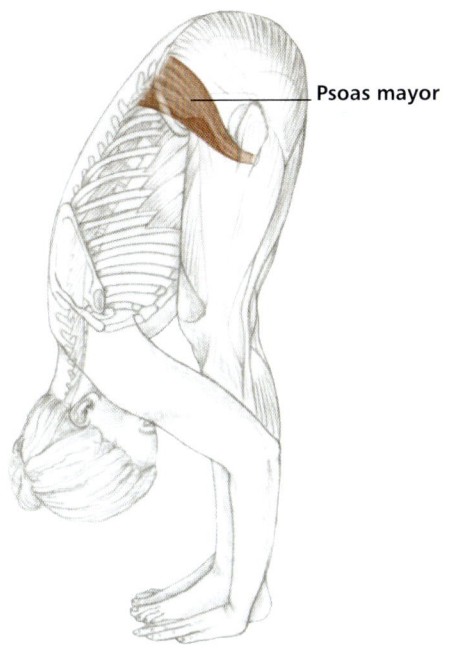

Figura 9.2: postura de la extensión intensa de pie, Uttanasana, Nivel I.

Técnica para la extensión intensa sentado: siéntese en la postura del bastón y lleve las manos a los dedos de los pies extendiendo, no doblando, la columna; flexione desde las caderas.

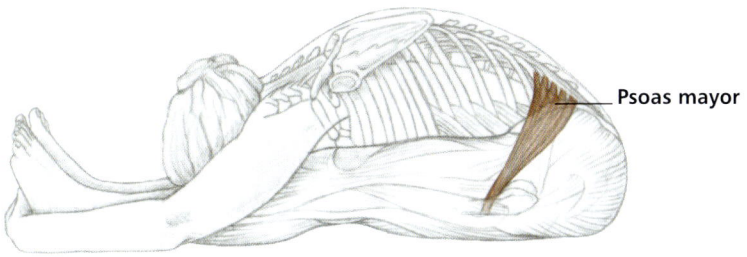

Figura 9.3: postura de la extensión intensa sentado, Paschimottanasana, Nivel II.

Limitaciones: unos extensores vertebrales (los músculos posteriores que trabajan la columna) o unos isquiotibiales tensos limitarán esta postura. Si se doblan las rodillas, se relajará la fijación de los isquiotibiales en las rodillas, mientras que la flexión de cadera relajada liberará la parte baja del psoas. También puede sentarse en un apoyo más alto para realizar la extensión intensa sentado. Una forma más fácil de realizar esta postura es utilizar una pierna cada vez, como en *Janu Sirsasana* (postura de la cabeza hacia la rodilla). Los problemas de la parte baja de la espalda pueden agravarse en una posición de flexión vertebral completa, así que no fuerce demasiado ni estire en exceso. Escuche a su cuerpo. Esta asana se hace mejor en una posición vertebral extendida; se puede añadir algo de redondeo de la espalda, como se muestra en la figura 9.3.

VI. Postura de las piernas extendidas, *Prasarita Padottanasana*, Nivel I/II
(*prasarita* = separar; *pada* = pie; *uttan* = extensión)

Técnica para el nivel I: empiece abriendo las piernas, con las manos apoyadas en las caderas y los pies hacia delante. Doble la columna hacia delante, manteniendo la espalda plana. Coloque las manos en el suelo. Permita que el área sacra se abra. Esta postura es una inversión inicial estupenda que permite que la sangre fluya al cerebro. Intente liberar el psoas; la gravedad ayudará.

Técnica para el nivel II: se puede conseguir un estiramiento más profundo bajando la espalda y colocando los codos o la coronilla en el suelo.

Limitaciones: unos isquiotibiales o un área sacra/lumbar tensos limitarán el estiramiento en esta postura; doble las rodillas para ayudar a la parte baja de la espalda y liberar los isquiotibiales.

VII. El triángulo, *Trikonasana*, Nivel I/II
(*trikona* = tres ángulos)

Se trata de una postura de yoga clásica y popular. Permite abrir las caderas, lo que hace que el psoas mayor se estire, fortalezca y "respire".

Técnica: empiece en la postura de la montaña y, a continuación, separe las piernas. La posición de los pies es la misma que en el guerrero II (el pie de delante recto hacia delante y el pie de atrás girado aproximadamente 60 grados). Los brazos deben estirarse y ambas piernas deben estar rectas sin bloquear las rodillas. Lleve el torso hacia delante, hacia la mano delantera, mientras la cadera trasera empuja hacia atrás. Incline el torso, colocando la mano delantera en el interior de la pierna delantera; el brazo de atrás se levantará hacia el techo. El cuerpo permanece en un plano.

Limitaciones: en esta postura intervienen muchos músculos; por lo tanto, si hay rigidez en alguno de ellos, la postura puede verse afectada. La hiperextensión de las rodillas es común, por lo que "microdoblar" la rodilla de delante puede ayudar. (Microdoblar es un término que se utiliza en yoga para referirse a una leve flexión o suavización detrás de la articulación de la rodilla.) Si el hombro está rígido, coloque la mano de arriba en el sacro. El trabajo en esta postura consiste en abrir las caderas y extender la columna, respirando profundamente. A medida que se vaya avanzando en la práctica, se pueden conseguir resultados sorprendentes.

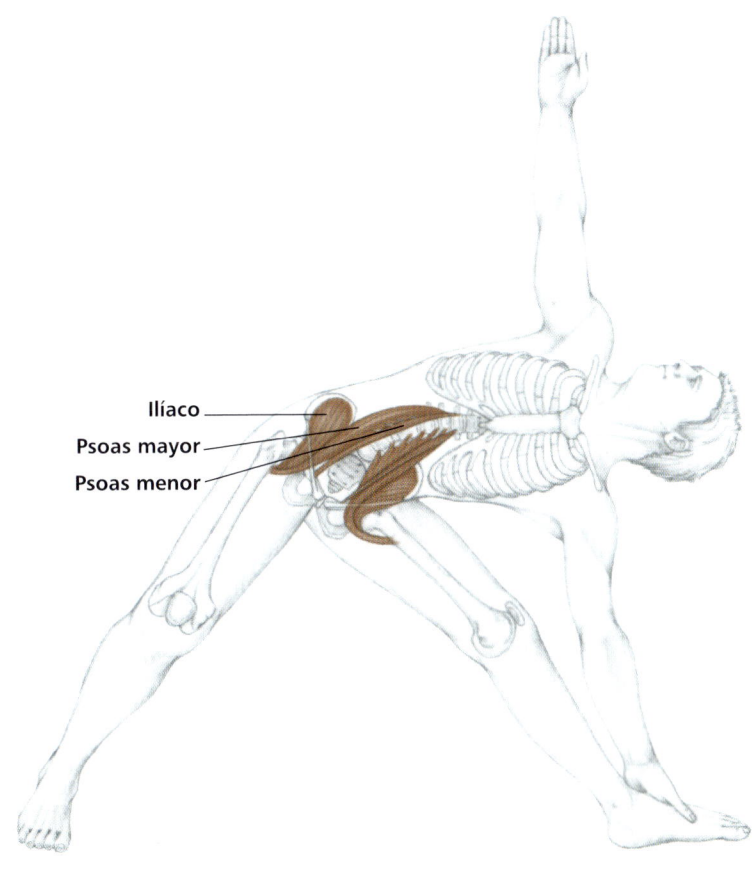

Íliaco

Psoas mayor

Psoas menor

Figura 9.4: el triángulo, Trikonasana, Nivel I/II.

VIII. La media luna, **Ardha Chandrasana**, Nivel II
(*ardha* = media; *chandra* = luna)

Esta postura, estupenda para abrir la cadera y trabajar el apoyo en una sola pierna, hace que el psoas se active profundamente para equilibrar el cuerpo, entre otras cosas. Se masajea el plexo nervioso sacro.

Técnica: se puede llegar a esta postura partiendo del guerrero I o II. Los brazos deben llegar al suelo o a un bloque y la pierna trasera se levanta mientras la pierna delantera se endereza. Las caderas se abren. El brazo de arriba puede colocarse en la cadera o extenderse hacia arriba.

Limitaciones: los equilibrios sobre una sola pierna son difíciles, pero efectivos. Con el tiempo, aumentan la fuerza de la pierna trasera y la flexibilidad de la pierna de delante. Para sentir mejor qué se puede conseguir con esta postura, puede utilizar la pared para apoyar la parte trasera del cuerpo. Coloque la mano de atrás en un bloque de apoyo si le cuesta llegar al suelo con la pierna trasera recta.

Flexiones hacia atrás

IX. El puente, *Setu Bandhasana*, Nivel I (véanse las figuras de las páginas 42 y 67).
(*setu* = presa o puente; *bandha* = llave)

Esta postura abrirá la parte delantera del cuerpo y afecta tanto al chakra 2 como al 3. Se considera una flexión hacia atrás suave que abre las caderas frontales, los abdominales, el pecho y el corazón. El psoas se estira en la cadera.

Técnica: túmbese boca arriba con las rodillas dobladas y los pies apoyados en el suelo a la anchura de las caderas. Los brazos pueden estar estirados a ambos lados del cuerpo mientras levanta las caderas del suelo. Cuando las caderas están lo suficientemente altas, puede colocar las manos en las caderas o extendidas bajo el cuerpo entrelazadas. Los omóplatos deben permanecer conectados al suelo; esto reducirá la hiperextensión excesiva de la columna y también limitará el peso que deben soportar cabeza y cuello. Para volver, baje lentamente la columna, exhalando profundamente.

Limitaciones: unos flexores de la cadera (los músculos de la parte delantera de la articulación de la cadera) tensos pueden limitar el estiramiento, así como unos cuádriceps rígidos en la parte delantera del muslo, que trabajan la articulación de la rodilla. En cuanto se sienta cómodo en la postura, se empezarán a relajar los músculos anteriores.

X. La paloma, *Eka Pada Kapotasana*, Nivel II
(*eka* = un; *pada* = pie, pierna; *kapota* = paloma)

Esta postura, otro gran ejercicio para abrir la cadera, estira el psoas al máximo en la pierna de atrás y ayuda a estabilizar la columna en una posición erguida. Afecta al chakra sacro al respirar en la parte baja de la espalda y el vientre, y al centrarse en esta área. El piramidal (del que ya hemos dicho que es uno de los responsables de la ciática cuando está tenso) se estira en la pierna delantera si la postura se realiza hacia delante.

Técnica: hay unas cuantas formas de llegar a esta postura: empiece en la postura de la mesa (a cuatro patas). Deslice una rodilla entre las manos, colocando el pie por fuera de la otra cadera. Extienda la pierna de atrás, manteniendo las manos bien apoyadas en el suelo. Enderece la columna con un "pecho orgulloso", es decir, con los hombros hacia atrás y hacia abajo. En la figura 9.5 se representa la variación hacia delante.

Limitaciones: unas caderas tensas pueden dificultar esta postura. Inténtela colocando una manta o bloque bajo la cadera. Los músculos del núcleo deben activarse cuando la columna esté erguida.

Una vez completadas estas asanas, la postura del bebé feliz es la ideal para relajar, abriendo el sacro y la parte baja de la espalda.

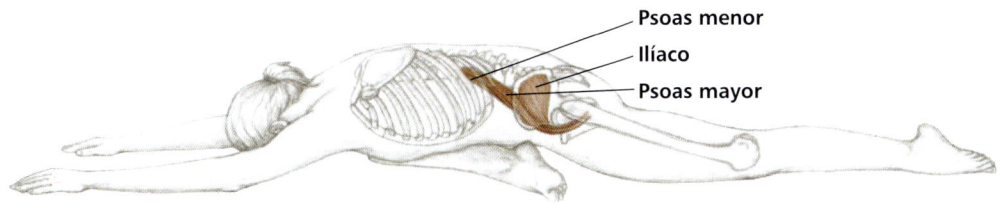

Figura 9.5: la paloma, Eka Pada Kapotasana, Nivel II.

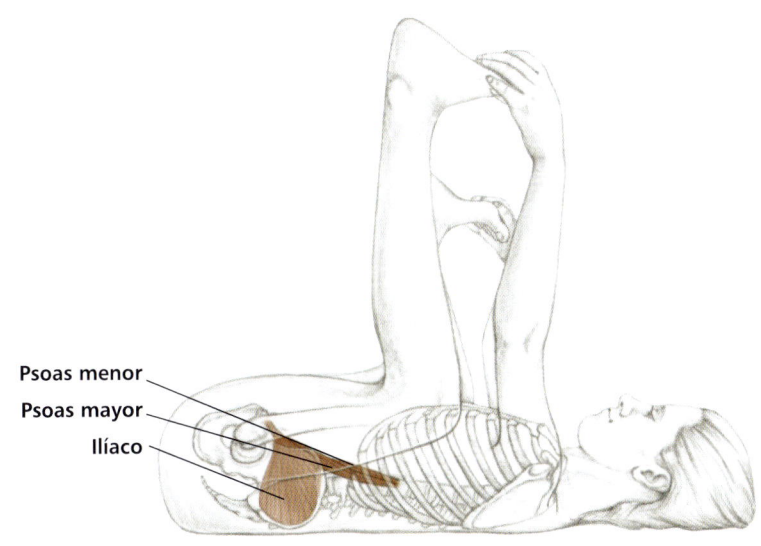

Figura 9.6: el bebé feliz, Ananda Balasana, Nivel I.

El área del sacro se cuida mejor honrando las relaciones y estableciendo conexiones emocionales y sensuales positivas. La parte superior de los intestinos, el estómago, el hígado, la vesícula biliar, los riñones, el bazo, el páncreas y las glándulas suprarrenales también se estimulan aquí, así como el psoas y otros tejidos que ya hemos visto anteriormente. *Estimular este lugar sagrado es aprender a fluir (como el agua) y a abrirse al placer sin resistencia. Es el propio útero el que permite el movimiento y el cambio cuando está sano.*

PARTE 3

Capítulo 9 – El psoas y el chakra 2: «fluye como el agua»

Sugerencias para el chakra 2

1. Tranquilícese y deje que la energía le invada.

2. Reciba, acepte y adáptese.

3. Coma frutas dulces, como sandías, naranjas y cocos; las nueces con miel, así como especies como la canela, la vainilla y la algarroba, son refuerzos positivos.

4. Abrace las cualidades femeninas de la apertura, la intimidad y la visión.

5. Sea creativo y deje que las cosas "circulen".

6. Siéntase en sintonía con su cuerpo.

7. Aprenda a dejarse llevar.

Posturas adicionales

Gato, *Bidalasana* / **Vaca**, *Bitilasana*, Nivel I

Esta secuencia, algunas veces llamada Gato/Perro, inicia el movimiento desde el centro del sacro, articulando la columna y coordinando el movimiento con la respiración. Empiece a cuatro patas (postura de la mesa) con una columna neutra. Exhale mientras sube el núcleo contra la columna y redondea la espalda dejando caer el cóccix y la cabeza. Invierta la posición de la columna levantando el cóccix y el pecho al inhalar. Deje que el movimiento fluya sin resistencia, como el agua, empezando por el cóccix.

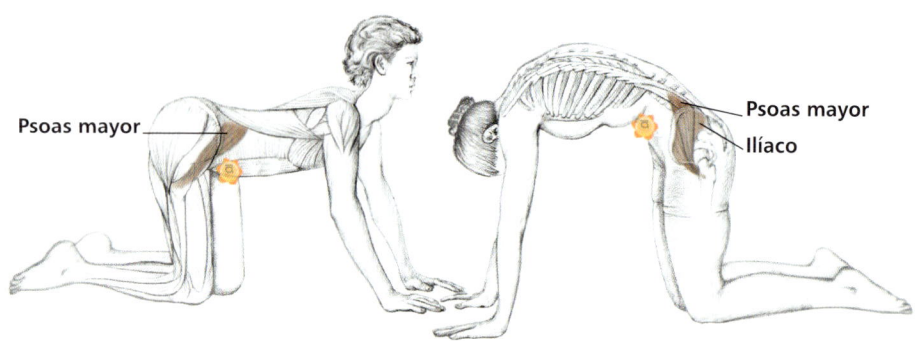

Psoas mayor

Psoas mayor
Ilíaco

Figura 9.7: gato, Bidalasanal/vaca, Bitilasana, Nivel I.

Postura de la luna creciente, *Anjaneyasana*, Nivel I: Puede encontrar una variante de esta postura en la página 43. Es buena para estirar el psoas en la parte trasera de la pierna y para abrir las ingles. Partiendo de una estocada, baje la rodilla de atrás y apoye las manos en el muslo delantero o levántelas para aumentar el estiramiento. El núcleo y la columna lumbar se estabilizan. Si quiere aumentar la dificultad, añada una flexión lateral y/o una rotación de la columna o flexión hacia atrás.

El psoas y el chakra 3: «Cuando la función conoce a la respiración»

Posturas de yoga y el chakra 3

El tercer chakra es el plexo solar, un punto central interesante que rodea el ombligo, y que está lleno de músculos (psoas, diafragma), órganos (pulmones, parte superior del estómago e intestinos) y espiritualismo. El plexo solar no es exactamente un término anatómico; es más importante como centro nervioso y energético. Está conectado con la conciencia de uno mismo dentro del universo, con el conocimiento de uno mismo y con el amor. Es donde lo emocional se une con lo mental en el conocimiento.

Como hemos visto en la parte I, el psoas y el diafragma se unen en este punto. "La función conoce a la respiración" sería lo apropiado aquí. Este chakra, un lugar muy poderoso, se estimula mediante las siguientes posturas de yoga, que ayudan a mejorar la autoestima.

Flexiones hacia atrás

I. Postura de la cobra, ***Bhujangasana***, Nivel I
(*bhujanga* = serpiente; *bhuja* = brazo; *anga* = extremidad)

Técnica: túmbese boca abajo (en decúbito prono), con las manos bajo los hombros y los codos hacia dentro. Extienda las piernas y fije las puntas de los pies en el suelo. Con los hombros hacia atrás, levante la cabeza y el pecho utilizando los músculos de la parte alta de la espalda, no las manos. Las caderas deben permanecer en el suelo. Contraiga el núcleo y respire profundamente para masajear el psoas.

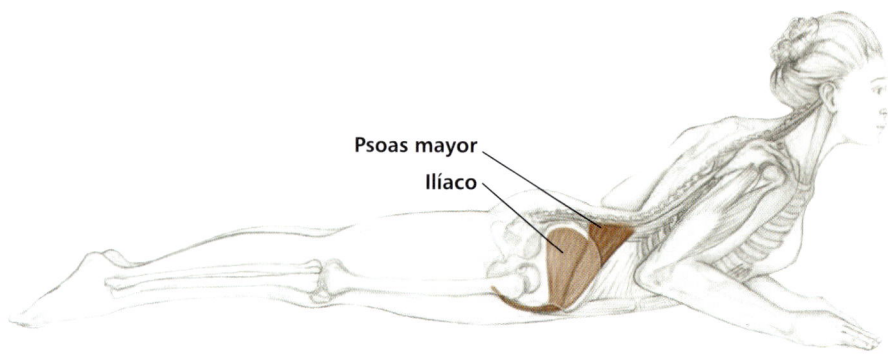

Figura 10. 1: postura de la cobra, Bhujangasana, Nivel I.

Limitaciones: llevar la cabeza demasiado hacia atrás comprimirá las vértebras cervicales y eso no es aconsejable. Levantar demasiado el pecho puede provocar dolor en la parte baja de la espalda; contraiga el núcleo para evitarlo.

II. **Postura del camello**, *Ustrasana*, Nivel I/II
(*ustra* = camello)

Esta postura permite abrir la cadera frontal, estirando el área del psoas en esta zona.

Técnica: para empezar, póngase de rodillas, con las piernas levemente separadas, la columna recta y las manos en las caderas. Curve la columna torácica hacia atrás, sin llevar las caderas hacia delante. Extienda el cuello, pero no lo fuerce. Levante la caja torácica y el esternón. Las caderas deben quedar encima de las rodillas. Si consigue equilibrarse y activar el núcleo, lleve las manos hacia los talones. También puede arquear los dedos sobre la colchoneta para conseguir un mayor apoyo.

Limitaciones: aplique las mismas limitaciones que para la cobra. Si tiene problemas con las rodillas, colóquelas sobre un apoyo blando. Si no es posible, haga la cobra como alternativa. No arquee demasiado la parte baja de la columna; apretar los glúteos y levantar el núcleo puede ayudar. También se puede utilizar una silla detrás para colocar las manos encima.

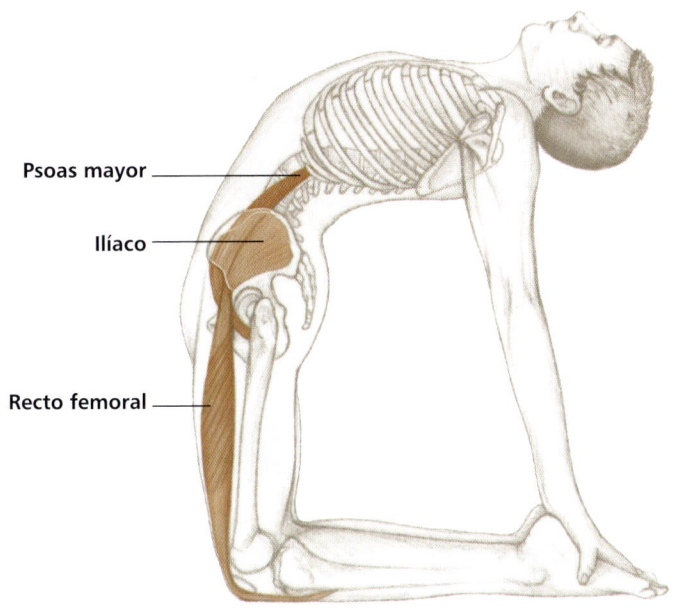

Psoas mayor

Ilíaco

Recto femoral

Figura 10.2: postura del camello, Ustrasana, Nivel I/II.

III. El perro boca arriba, ***Urdhva Mukha Svanasana***, Nivel II
(*urdhva* = levantar; *mukha* = cara; *svana* = perro)

Esta postura puede hacerse de una forma muy sencilla, pero se complica cuando se levantan las rodillas del suelo. El núcleo se activa fuertemente, y la parte delantera de las caderas y el psoas inferior se estiran.

Técnica: túmbese boca abajo. Empiece como en la cobra, con las piernas extendidas un poco más abiertas. Levante la cabeza, el pecho y las caderas del suelo, con el núcleo contraído. Si tiene un núcleo fuerte, levante también las rodillas. Los puntos básicos son la parte dorsal del pie (parte de arriba) y las manos, con los codos rectos. Rote los hombros hacia fuera para abrirlos, llevando los omóplatos hacia abajo y hacia dentro. Extienda el cuello.

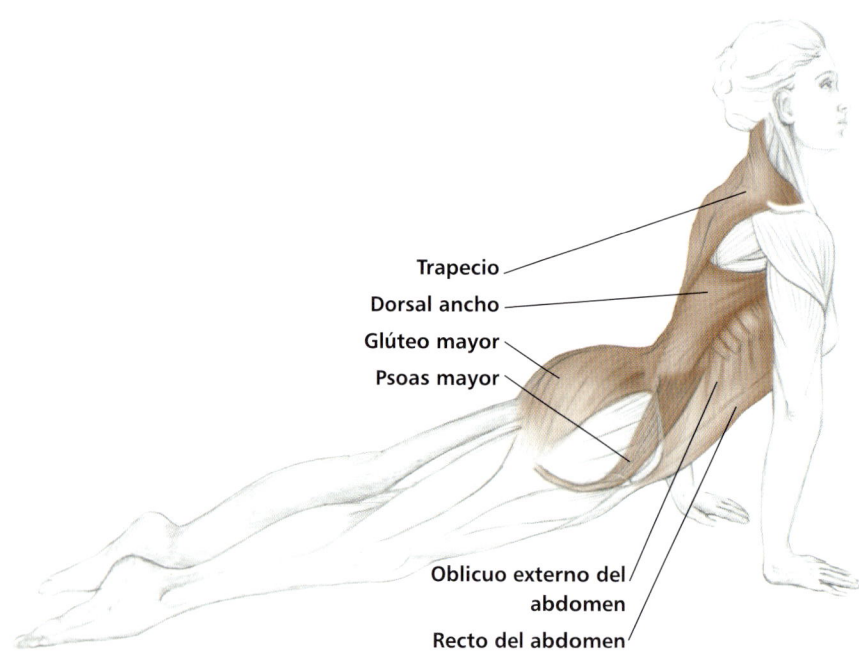

Trapecio
Dorsal ancho
Glúteo mayor
Psoas mayor
Oblicuo externo del abdomen
Recto del abdomen

Figura 10.3: el perro boca arriba, Urdhva Mukha Svanasana, Nivel II.

Limitaciones: esta postura es difícil debido al estrés que deben soportar los brazos, la columna cervical y la columna lumbar. Mire hacia delante, contraiga el psoas y mantenga las rodillas en el suelo para contrarrestar este estrés. También se puede apoyar en los codos, para la postura de la esfinge.

IV. Postura del pez, *Matsyasana*, se muestra el Nivel II.
(*matsya* = pez)

Esta postura abre el plexo solar y el corazón, como la mayoría de las flexiones hacia atrás. Su esfuerzo se concentra en la hiperextensión de la zona media de la columna, estirando el diafragma y los abdominales.

Técnica para el nivel I/II: túmbese boca arriba (en decúbito supino) y coloque las manos bajo el sacro y el cóccix. Levante el esternón, apóyese en los antebrazos y deje que lentamente la cabeza caiga hacia atrás hasta llegar al suelo o a un apoyo, o déjela colgando hacia delante. Junte los omóplatos (aduzca y retraiga) para abrir la parte delantera de la caja torácica. Las rodillas se pueden doblar (Nivel I), o estirar (Nivel II) para dar espacio a la región pélvica. Relájese y respire tranquilamente.

Técnica para el nivel III: levante los brazos y/o las piernas. Esto puede ser muy difícil para la parte baja de la espalda (recuerde escuchar a su cuerpo y saber qué puede resultar doloroso).

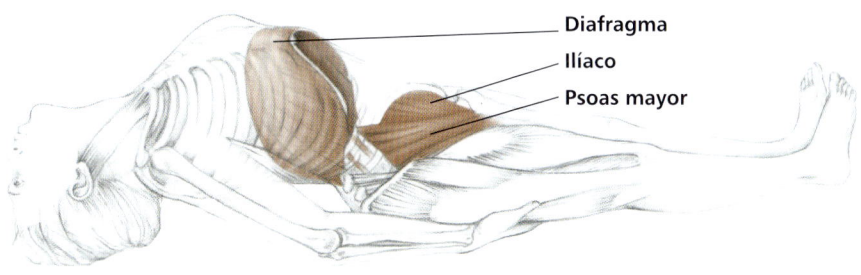

Diafragma
Ilíaco
Psoas mayor

Figura 10.4: postura del pez, Matsyasana, Nivel II.

Limitaciones: abrir el corazón, la caja torácica y la garganta resulta difícil para muchas personas, pero es necesario en estos tiempos de ordenadores, en los que los pechos cerrados son la norma. Coloque un bloque o manta bajo la columna torácica y la cabeza para ayudar a la relajación y el estiramiento del área sin tensiones.

V. **Postura del arco**, ***Dhanurasana***, Nivel II/III
(*dhanu* = arco)

Técnica: túmbese boca abajo, estirado en decúbito prono. Doble las rodillas y cójase los tobillos con ambas manos si es posible. Levante cabeza, pecho y muslos. La columna se hiperextiende y los hombros se estiran. La parte baja del psoas y el recto del abdomen se estiran completamente.

Limitaciones: la parte delantera de la articulación del hombro es muy vulnerable cuando se estira al máximo. Junte los omóplatos (aduzca y retraiga) para reducir la tensión. La columna también puede ponerse a prueba en esta posición en curva anterior, así que tenga cuidado de no forzar su hiperextensión. Si separa las rodillas, reducirá la tensión.

Inversiones

VI. **El perro boca abajo**, ***Adho Mukha Svanasana***, Nivel I/II
(*adho* = hacia abajo; *mukha* = cara; *svana* = perro)

Es una de las posturas de yoga más populares, efectivas y relajadas. (Puede ver cómo la hace un perro de forma natural cuando se levanta después de haber estado descansando.) La alineación de la columna se mantiene mientras la parte trasera del cuerpo se estira. Quizá no suene ni parezca una postura de descanso, pero sí que lo es. El psoas se libera, aunque estabilice, y el diafragma se abre y se estira. Las inversiones ayudan a que el flujo sanguíneo llegue al cerebro. Los isquiotibiales y hombros se estiran. El ombligo sostiene la parte baja de la espalda cuando se contrae.

Técnica: empiece en la postura de la mesa, sobre manos y rodillas. Meta los dedos de los pies debajo, contraiga el ombligo, levante las rodillas y lleve el peso hacia atrás, sobre las piernas, mientras estira brazos y rodillas y deja caer la cabeza. Gire los hombros hacia fuera, lleve los omóplatos hacia abajo, hacia la columna, y deje que la cabeza cuelgue libremente. Empuje los talones hacia el suelo, pero sin llegar a tocarlo.

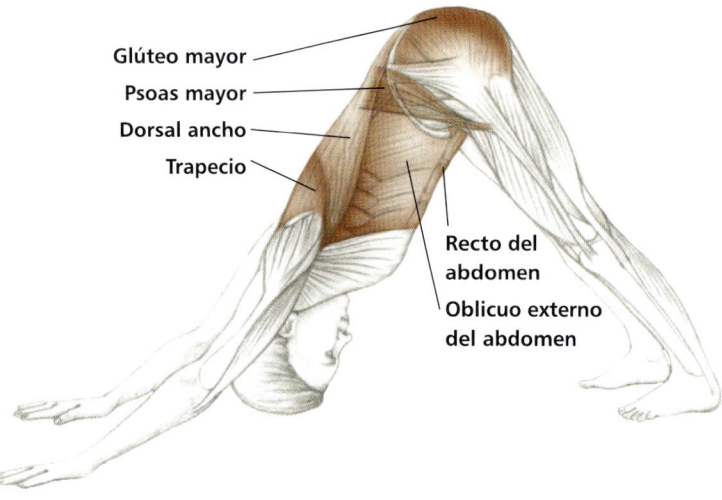

Glúteo mayor
Psoas mayor
Dorsal ancho
Trapecio
Recto del abdomen
Oblicuo externo del abdomen

Figura 10.5: el perro boca abajo, Adho Mukha Svanasana, Nivel I/II.

Limitaciones: unos isquiotibiales tensos y unos hombros débiles pueden limitar la comodidad de la postura. Rote los hombros hacia fuera y manténgalos alejados de las orejas para aliviar el pinzamiento de la articulación. Doblar las rodillas relajará los isquiotibiales. Libere tensión en el cuello permitiendo que la cabeza cuelgue libremente, según permita la gravedad, o apoye la cabeza en una manta o bloque. Si los hombros están tensos, apóyese en los codos, para la postura del delfín.

VII. Saludo al sol, *Surya Namaskar*, Nivel I
(*surya* = sol; *namaskar* = saludar)

Incorpora estiramiento, fortalecimiento y relajación del psoas, y puede llevar el centro de atención al tercer chakra:

1. Empiece en la postura de la montaña.
2. Inhale para el estiramiento de la luna creciente: suba los brazos por encima de la cabeza y estírese hacia el cielo.
3. Exhale y libere para la extensión intensa.
4. Inhale, levantando la columna para adoptar una posición de espalda plana, con las manos en las espinillas.
5. Exhale para la extensión intensa.
6. Inhale y lleve una pierna atrás a una posición de estocada.
7. Exhale, lleve la otra pierna atrás a la posición de la tabla (posición de flexión) y baje el cuerpo al suelo.
8. Inhale para la cobra.
9. Exhale para la postura del niño. Descanse durante tres respiraciones completas.
10. Inhale para la postura de la mesa.
11. Exhale para el perro boca abajo. Descanse durante tres respiraciones largas completas: respiración del océano (*ujjayi*).
12. Inhale, andando o saltando poniendo los pies entre las manos.
13. Exhale para la extensión intensa, inhale, repita el paso 4 y, a continuación, exhale volviendo a la extensión intensa.
14. Inhale para enrollar la columna, levantando los brazos hacia el cielo.
15. Exhale para la postura de la montaña (manos en Namasté o posición de oración, centrando o sellando la práctica).

Todos los movimientos del saludo al sol fijan el espíritu a la tierra (chakra 1), hacen que el cuerpo fluya con la respiración (chakras 2 y 3) y liberan tensión mientras el cuerpo se calienta y abre.

> *Tenga presente que la mejor forma de aprender las asanas (posturas) es asistir a una clase de yoga con un instructor certificado en una escuela de yoga legítima.*

Cualquier ejercicio que refuerce los abdominales también estimulará el tercer chakra. Fortalecer el núcleo crea vitalidad y autoestima. No perfeccione esta área demasiado, ya que eso llevaría a una sensación de poder sobre los demás, en vez de fortalecimiento. El equilibrio es la clave, sin trabajar la zona en exceso.

Comer cereales, lácteos o soja, y hierbas como la menta nutrirá esta área. Los problemas digestivos, los problemas de alimentación y metabolismo, e incluso la artritis se asocian a este chakra. Crear un plexo solar sano y equilibrado ayuda a afirmar la voluntad de uno mismo y a asumir responsabilidades sin miedo.

Sugerencias para el chakra 3

1. Respire profundamente.

2. Ría con el estómago.

3. Haga servicios altruistas, como voluntario.

4. Preste atención a sus niveles de energía.

5. Aliméntese.

6. Asuma riesgos.

7. Fortalezca su núcleo.

La auténtica postura adicional: *Savasana*

Postura del cadáver, *Savasana*, Nivel I
(*sava* = cadáver)

Es la postura más fácil de hacer, pero la más difícil de dominar: el reto es dejarse ir. La tensión puede liberarse completamente de cuerpo y mente mientras permanece tumbado boca arriba, con las piernas levemente separadas y los brazos estirados a los lados con las palmas hacia arriba, y con los ojos cerrados. Rendirse es un término que tiene connotaciones negativas en la sociedad actual y se interpreta como "darse por vencido". En yoga, es un término muy respetado; uno debe someterse y abrirse al ritmo del cosmos. Éste es el estado del auténtico yogui.

De una amiga y colega, Irum Naqvi*:

Rendirse es la palabra más maravillosa que existe. Es poderosa y enriquecedora, y nos sana al proporcionarnos fuerza y compasión.

Cuando entendemos la esencia y el significado de la palabra **rendirse** *a través de nuestros corazones, empezamos a transformarnos. Cuando nos transformamos internamente, el mundo externo cambia. "Como está el interior, así está el exterior."*

Cómo rendirse tiene muchas caras. La propia palabra tiene dos partes. Empezamos liberando lo que la mente, el cuerpo y el espíritu retienen. La liberación se puede conseguir a través de la atención y la respiración consciente. Junto con la atención, la respiración ocupa el primer plano, al utilizarse la respiración como guía para escanear las sensaciones físicas, los pensamientos mentales y los sentimientos emocionales.

Para la liberación, es importante aceptar "lo que está" pasando. Cuando nos liberamos, aceptamos y abrazamos la vida en cualquier momento; nos estamos rindiendo. Nos deja abiertos al momento, a estar completamente presentes. Practicando la rendición construimos la capacidad de sanar. A medida que nos vamos sanando, el espacio que se abre se llena de alegría.

Rendirse, sanar y ser feliz.

*Irum B. Naqvi lleva practicando yoga desde hace más de 20 años; es profesora certificada por la alianza de yoga, y profesional del Reiki. Irum ha enseñado yoga en Austria, el Reino Unido, Canadá y Costa Rica. En la actualidad, vive en el maravilloso Rancho Margot de Costa Rica, enseñando yoga y patrocinando cursos de formación para profesores de yoga. Rancho Margot es un proyecto de ecoturismo en el que esta autora e Irum planifican organizar retiros de yoga en el futuro. http://www.ranchomargot.org

Hay una "plétora de información inexacta ahí fuera" (cita de un maestro de Kundalini), ya que los campos del ejercicio, el yoga y la meditación evolucionan y se integran constantemente. Por suerte, este texto lo ha explicado de forma sincera y simple, sin prestar atención a ninguna escuela de pensamiento en particular.

Las posturas de yoga conectan cuerpo y mente.

La respiración conecta el cuerpo y la mente al inconsciente.

La meditación conecta la persona al universo.

El psoas mayor conecta la parte superior del cuerpo a la parte inferior, uniendo respiración a movimiento, sentimientos, energía y sanación.

Apéndice: la sociedad de la flexión de cadera

Hágase las preguntas siguientes:

1. ¿Utiliza un ordenador?
2. ¿Conduce o monta en coche?
3. ¿Ve la televisión?
4. ¿Lee?
5. ¿Se sienta a una mesa para comer?
6. ¿Juega a las cartas o a videojuegos?
7. ¿Va al cine?
8. ¿Es estudiante?
9. ¿Escribe?
10. ¿Vuela con frecuencia?

Si ha contestado sí a alguna de las preguntas anteriores, es miembro de la "sociedad de la flexión de cadera", una civilización que se está volviendo más sedentaria que nunca porque pasa mucho tiempo sentada en sillas. Lo siguiente que hay que determinar es cuántas horas pasa sentado al día. Quizá se asuste.

Estar sentado es una postura de flexión de la cadera relajada; relajada porque los músculos flexores de la cadera no trabajan contra resistencia (no se contraen), sino que simplemente están flexionados, con todo el peso del torso en el suelo pélvico y con las extremidades inferiores inactivas. Es una posición que, si se mantiene demasiado tiempo, inhibe la circulación, el acondicionamiento muscular e, incluso, la respuesta nerviosa. Puede ser causa directa de problemas en la parte baja de la espalda, en el psoas y de ciática; los flexores de la cadera empiezan a acortarse y se debilitan, y, con el tiempo, esto crea infinidad de problemas.

Caso práctico

Hace poco hice un estudio de un mes con 12 adultos voluntarios, 3 hombres y 9 mujeres, yo incluida. El estudio se basaba en los flexores de la cadera y se suponía que debía incluir la atención sobre el músculo psoas como parte del sistema psoasilíaco, el grupo muscular de flexores de la cadera más profunda. Los participantes debían completar una rutina de estiramiento y fortalecimiento de 10 minutos, 3-4 veces por semana durante 4 semanas, en la que se trabajaban los flexores de la cadera.*

Se tomaron medidas antes y después para comparar la fuerza, resistencia y flexibilidad de la región de los flexores de la cadera. Aunque los resultados fueron positivos (pero nada concluyentes a efectos de la rutina), la mayor sorpresa fue el tiempo que los participantes pasaban sentados diariamente. Les pedí a cada uno de ellos que documentaran cuántas horas pasaban sentados los días que hacían esos ejercicios, así como cualquier otro ejercicio. Los números eran sorprendentes: los que completaron el estudio registraron un mínimo de 5 horas sentados al día y un máximo de 11, dependiendo del día. Se trataba de adultos trabajadores que vivían en la parte noreste de Estados Unidos, donde tener que desplazarse para ir a trabajar y pasar la jornada delante del ordenador son casi obligatorios.

* Para ver la rutina de ejercicios para los flexores de la cadera de 10 minutos, envíe un correo electrónico a la autora: movetolive.joannjones@gmail.com

El caso práctico de los flexores de la cadera me llevó a hacerme preguntas sobre los escolares. Suelen ser un grupo de alta energía con mucha actividad física a su alcance (principalmente deportes), así que ¿cuánto tiempo pasan sentados? Una vez más, los resultados son sorprendentes. Para los niños en edad escolar, el tiempo sentados varía entre las 5 y las 8 horas; suelen ir a casa en coche o en autobús y, entonces, se sientan delante del ordenador, con suerte hacen sus deberes y, quizás, ven la televisión, todas ellas actividades que exigen estar sentados. Cuando están en la escuela, a veces se pueden levantar un poco para cambiar de clase, lo cual suele llevarles unos 3 minutos antes de tener que volver a sentarse. Además, el recreo habitual o la clase de educación física están en riesgo de desaparecer de los programas escolares.

Hay algunas iniciativas de sentido común para tratar este problema, cada vez más devastador, del exceso de flexión de cadera, tanto para niños como para adultos:

1. Si está sentado, levántese cada hora y estire en todas las direcciones.
2. Diseñe un espacio para el ordenador en el que pueda levantarse mientras trabaja. Asegúrese de que el ordenador está a la altura de los ojos.
3. Juegue a videojuegos que requieran movimiento corporal.
4. Apúntese a clases de yoga.** Esto implica flexionar la cadera, pero se contrarresta con los estiramientos.
5. Salga a pasear.
6. Siéntese menos y muévase más.

Otra solución es estirar el cuerpo mientras lee o ve la televisión. Si está tumbado boca arriba, asegúrese de colocar la columna en una posición neutra. Póngase una almohada debajo de las rodillas y mantenga la cabeza un poco en alto apoyando el cuello en una almohada o toalla. Cuando se tumbe boca abajo, los flexores de la cadera se estirarán, lo que es bueno; sin embargo, la parte baja de la espalda se comprimirá, así que no es aconsejable mantener esta postura demasiado tiempo y, además, se debería contraer el núcleo para proteger la columna. Del mismo modo, el cuello estaría en posición comprometida de hiperextensión si intentara ver algo, así que esta postura no es la idónea.

Asimismo, la solución para el problema de pasar demasiado tiempo sentados no siempre es apuntarse a programas de entrenamiento perfectamente válidos en los que hay que moverse, pero en los que hay demasiada flexión de cadera. Tenga cuidado con aeróbic, Pilates y kickboxing, y con demasiados ejercicios en máquinas. Asegúrese no sólo de que hay la suficiente contrarrestación mediante la extensión de cadera, sino de que también hay movimientos en los tres planos: sagital (hacia delante y hacia atrás), frontal (de lado a lado) y horizontal (rotación).

** En la gran ciudad de Newark (Nueva Jersey), hay un programa piloto en la escuela pública que incluye yoga para ayudar a los alumnos a mejorar su movilidad y actitud. (Imagine lo mucho que, algún día, esto podría reducir la violencia en los barrios marginales.) www.newarkyogamovement.org

La cadera y otros problemas

En el mundo moderno actual, ¿estamos creando una cultura sedentaria en la que se da más importancia a la mente que al cuerpo? Incluso con todos esos negocios de *fitness*, centros de salud, bibliografía e intimidaciones (sí, somos intimidados por la moda y los anuncios para que estemos delgados), todavía no hacemos suficiente ejercicio en nuestras vidas diarias para combatir problemas que, sin lugar a dudas, acabarán apareciendo debido a todas las horas que pasamos sentados.

Los problemas mecánicos van desde, pero sin limitarse a:

- flexores de la cadera débiles
- laxitud de los isquiotibiales
- alineación de la columna poco natural
- abdominales débiles
- traseros grandes por pasar demasiado tiempo sentados
- obesidad

Los problemas metabólicos van desde, pero sin limitarse a:

- coagulación de la sangre (el flujo sanguíneo de las venas no puede llegar al corazón)
- supresión del sistema inmunitario
- aumento de la tensión arterial en reposo
- aumento del colesterol
- aumento de las enfermedades cardiovasculares
- diabetes tipo 2

Al investigar los niveles de actividad y los índices de mortalidad de más de 53.000 hombres sanos y casi 70.000 mujeres durante un periodo de 13 años (1993-2006), la Sociedad Americana del Cáncer (ACS) descubrió que:

1. Las mujeres que pasaban más de 6 horas al día sentadas tenían un 37% más de posibilidades de morir más jóvenes que aquellas que pasaban menos de 3 horas al día sentadas.
2. Los hombres que pasaban más de 6 horas al día sentados tenían un 18% más de riesgo de morir antes que aquellos que pasaban 3 horas o menos sentados al día.***

Aunque es evidente que hay muchos otros factores que pueden influir en estos resultados, se puede decir como conclusión que cuanto más tiempo se pasa sentado, más se puede reducir la esperanza de vida. El estudio estableció que esto era válido independientemente del nivel de actividad física.

Esta autora, que, por desgracia, está sentada delante de un ordenador mientras escribe esto, sugiere que simplemente sentarse menos y moverse más puede aumentar las posibilidades de disfrutar una vida mejor y, posiblemente, más larga.

*** Puede consultar el artículo sobre la investigación de la ACS en Internet en: http://pressroom.cancer.org/index.php?s=43&item=257

Bibliografía

Biel, Andrew. *Guía topográfica del cuerpo humano: cómo localizar huesos, músculos y otros tejidos blandos.* Editorial Paidotribo S.L., Badalona, 2012.

Brennan, Barbara Ann. *Manos que curan: el libro guía de las curaciones espirituales.* MR Ediciones, Madrid, 2013.

Calais-Germain, B. *The Female Pelvis: Anatomy and Exercises.* Vista, CA, 2003.

Chopra, Deepak. *Cuerpos sin edad, mentes sin tiempo.* Punto de Lectura S.L., Madrid, 2001.

Coulter, David H. *Anatomía del Hatha Yoga: un manual para estudiantes, profesores y practicantes.* Ediciones Obelisco S.L., Barcelona, 2011.

Dale, Cyndi. *El cuerpo sutil.* Editorial Sirio S.A., Málaga, 2012.

Devananda, Swami Omkari. *Yoga in the Shambhava Tradition.* Healthy Living Publications, Summertown, TN, 2009.

Earls, James y Myers, Thomas. *Inducción miofascial para el equilibrio estructural.* Editorial Paidotribo, S.L., Badalona, 2013.

Egoscue, Pete. *Pain Free.* Bantam Books, Nueva York, 2000.

Franklin, Eric. *Pelvic Power.* Princeton Book Company, Princeton, NJ, 2003.

Goleman, Daniel. *La inteligencia emocional.* Zeta Bolsillo, Barcelona, 2008.

Kabat-Zinn, Jon. *Vivir con plenitud las crisis: cómo utilizar la sabiduría del cuerpo y la mente para afrontar el estrés, el dolor y la ansiedad.* Editorial Kairós S.A., Barcelona, 2013.

Kaminoff, Leslie. *Anatomía del yoga.* Ediciones Tudor, S.A., Madrid, 2012.

Koch, Liz. *The Psoas Book.* Guinea Pig Publications, Felton, CA, 2001.

Massey, Paul. *Anatomía & Pilates.* Editorial Paidotribo, S.L., Badalona, 2010.

Myers, Thomas. The opinionated psoas, parts I to III. *Massage and Bodywork Magazine,* 2001.

Myers, Thomas. *Vías anatómicas: meridianos miofasciales para terapeutas manuales y del movimiento.* Elservier Masson, Barcelona, 2010.

Silva, Mira y Shyam, Mehta. *Yoga: el método Iyengar.* Ediciones Tudor, S. A., Madrid, 2005.

Staugaard-Jones, Jo Ann. *The Anatomy of Exercise and Movement: For the Study of Dance, Pilates, Sports, and Yoga.* Lotus Publishing, Chichester, Reino Unido, 2010

Strom, Max. *A Life Worth Breathing.* Skyhorse Publishing, Nueva York, 2010.

Tiller, William A. *Psychoenergetic Science: A Second Copernican-Scale Revolution.* Pavior Publishing, Walnut Creek, CA, 2007.

Todd, Mabel E. *The Thinking Body.* Princeton Book Company, Princeton, NJ, 1937.